每天
十分钟
极简运动养生

主　审　张　林

主　编　许良智　肖　雪

副主编　张　丹　韩海军　唐玮蔓　罗晓燕

编　者（按姓氏笔画排序）

毛睿鋆　孔令伶俐　田　清　刘　聪　许良智　肖　雪　汪容羽

张　丹　陈曦华　卓　志　罗晓燕　贾璟轶　唐玮蔓　唐杰鑫

韩海军

人民卫生出版社

·北　京·

图书在版编目（CIP）数据

每天十分钟 极简运动养生 / 许良智，肖雪主编
. — 北京：人民卫生出版社，2024.10
ISBN 978–7–117–36327–3

Ⅰ.①每… Ⅱ.①许… ②肖… Ⅲ.①健身运动 – 养
生（中医） Ⅳ.①R161.1

中国国家版本馆 CIP 数据核字（2024）第 098428 号

人卫智网	**www.ipmph.com**	医学教育、学术、考试、健康， 购书智慧智能综合服务平台
人卫官网	**www.pmph.com**	人卫官方资讯发布平台

每天十分钟 极简运动养生
Meitian Shifenzhong Jijian Yundong Yangsheng

主　　编：许良智　肖　雪
出版发行：人民卫生出版社（中继线 010-59780011）
地　　址：北京市朝阳区潘家园南里 19 号
邮　　编：100021
E - mail：pmph @ pmph.com
购书热线：010-59787592　010-59787584　010-65264830
印　　刷：北京顶佳世纪印刷有限公司
经　　销：新华书店
开　　本：710×1000　1/16　印张：7
字　　数：87 千字
版　　次：2024 年 10 月第 1 版
印　　次：2024 年 11 月第 1 次印刷
标准书号：ISBN 978-7-117-36327-3
定　　价：69.90 元

打击盗版举报电话：**010-59787491**　**E-mail：WQ @ pmph.com**
质量问题联系电话：**010-59787234**　**E-mail：zhiliang @ pmph.com**
数字融合服务电话：**4001118166**　**E-mail：zengzhi @ pmph.com**

序言

生命在于运动，适量的运动有益于身体健康。然而长期以来，大家忙于工作，很少有时间与自己的身体进行对话；有人为了强身健体或控制体重而过度运动，进而引发运动损伤。因此，世界卫生组织将"适量运动"列为健康的四大基石之一。如何把握运动的"度"？中华传统保健功法——八段锦，是适量运动的典范，是一项适合大众的很好的运动选择。

八段锦流传至今已有八百余年的历史，简单易学，对增强体质、调节体内脏腑、经络、气血具有显著功效。"八段锦"有两层含义，一是表示这是一种集多种练习方法于一体的功法；二是源自一种名为"八段锦"的织锦，表示练习时动作连绵飘逸，如同一幅美丽的织锦。八段锦通过将肢体运动与气息调理相结合，将呼吸、能量与对肌肉、关节等的柔和拉伸相结合，达到"引体令柔"、延年益寿的功效。1982 年 6 月 28 日，国家卫生部、教育部和国家体育委员会发出通知，将八段锦等中国传统健身法作为"保健体育课"的内容之一在医学类大学中进行推广。2003 年，国家体育总局把重新编排后的八段锦等健身法作为"健身气功"向全国推广。

本书作者许良智教授、肖雪教授等在国家体育总局"健身气功八段锦"的基础上，结合现代人，尤其是医务人员久站、久坐、加班、熬夜的工作特点，设计了这一更具实用性的八段锦，对动作及功效做了更为详细的注解，并增加了针对性的练习动作，便于繁忙的现代人选择其中的一式或几式进行练习，以达到事半功倍的健身效果。

时下，冥想十分流行。坐势八段锦歌诀"闭目真心坐，握固静思神"的冥想之法在中医古籍《活人心法》中即有提及。本书对于冥想的讲解，去除了古书中的神秘因素，走在科学前沿，完全依据循证医学的客观证据说明冥想可以有效舒缓心情、释放压力，尤其适合生活节奏快、心理压力大的现代人。当人们沉浸于冥想之中，人体的能量消耗可以降到最低，所有一切近似处于静止状态，配合习练八段锦，可以达到"导气令和""引体令柔"的双重功效。

本书配备了由真人演练、由专业团队拍摄的图片及视频，更具指导价值。书中描述的功法，无须辅助器械即可随时随地练习，是忙碌的现代人，特别是医务工作者良好的健身功法，更是大众改善免疫力、提升身体健康水平的良好运动方式。本书设置了"保健小课堂"，结合书中内容进一步讲述了相关保健知识，可加深读者对于功法的理解与记忆。

希望本书能为大众的健康保驾护航，为体育强国、健康中国贡献一份力量！

国家体育总局体育科学研究所所长

鲍崇伟

2024 年 8 月

前言

现代人普遍缺乏运动，多为久坐族、低头族，肥胖、糖尿病、高血压、冠心病等的发病率逐年上升，骨关节及肌肉损伤的患病风险也随之上升。因此，强调"生命在于运动"有其特殊的现实意义。但运动不是任意的，运动量也不是越大越好。不恰当或过度运动可能使人体肌肉、关节、韧带等受损，特别是平日缺乏运动者，更易出现运动损伤。如何恰到好处地运动，既能增强体质，又不损伤机体，成为公众关心的话题。

源于中国古代导引术的八段锦，是中华传统保健功法，属于适量运动范畴，它通过调身、调息、调心，可令气血调和、阴阳平衡，达到强身健体、祛病延年之目的。为使更多人能够学习和掌握，并以此增强体质，我们以国家体育总局发布的健身气功·八段锦为蓝本，根据现代人，尤其是白领和医务工作者的生活、工作特点，结合呼吸冥想进行了改编，对每个关键动作的动作要领和动作功效进行了详细说明，并辅以静态图片以及动态视频，形成了这套医务版八段锦，具有如下鲜明特点。

1. 医务版八段锦，更适合现代人，尤其是医务工作者强身健体的需求。

现代人，尤其是医务工作者，工作时具有长时间站立、弯腰、侧身、埋头等特点，可造成全身各部位骨关节、肌肉、筋膜损伤。由于工作繁忙，锻炼时间有限，希望习练一套省时、高效的保健功法。医务版八段锦在健身气功八段锦的基础上，根据现代人的工作特点增加了针对性的练习动作，动作更舒缓、张弛更有度，读者结合自身情况习练，可以达到事半功倍的锻炼效果。

2. 对每式动作进行了拆解、命名

医务版八段锦对每式动作进行了拆解并给予了形象的命名，更生动、更直观，有助于读者理解与记忆。对每式动作的名称、动作进行了适当改编，既点明了动作要领，又点明了动作功效，帮助读者先理解，再记忆，达到融会贯通的目的。

3. 增设了"保健小课堂"

本书在每式动作之后，特意增设了"保健小课堂"，从中医及西医双重角度做了深入浅出的科普讲解，使理论与实践相结合，易学易记，有效提升习练者的理论水平和对动作的理解，进而提升习练效果。

4. 增加了呼吸冥想相关内容

呼吸冥想是适合忙碌的现代人的流行功法，深受时尚人士的喜爱。本套医务版八段锦将八段锦与呼吸冥想有机结合，使习练者在锻炼身体的同时，可以有效放松心情、缓解压力。

5. 图片 + 视频多形式展现

本书配有真人出镜、专业摄影师拍摄的全套动作演练视频和图片，便于没有习练基础的人群学习和理解动作。

上述特点，是本书的独到之处，彰显了本套功法的功能性以及本书的实用性。希望本书的面世能为忙碌的现代人，尤其是医务工作者及白领从全新角度提供简便、实用、有效的锻炼方式，为公众的健康保驾护航。

感谢张林教授以及每位为本书撰写和出版提供帮助的专家和同道！感谢国家体育总局体育科学研究所、中国科学院合肥物质科学研究院、北京体育大学、四川大学（四川大学华西第二医院、四川大学华西医院、四川大学体育学院）、中国康复研究中心相关领导和专家的帮助；感谢临床学科发展基金（KL059）、国家自然科学基金（82071651）、四川大学"从 0 到 1"创新项目（2023SCUH0019）、成都大府赛马项目（TFJC2023010001）的支持。

主编
2024 年 8 月

目录

第一章　运动——健康的基石 ·············· 1

适量运动的益处 ························· 1

无氧运动与有氧运动 ··················· 1

第二章　八段锦及其发展历程 ·············· 6

导引术 ································ 6

八段锦 ································ 9

第三章　八段锦与疾病保健 ·············· 16

八段锦与心血管疾病 ··················· 16

八段锦与神经系统疾病 ················· 18

八段锦与呼吸系统疾病 ················· 18

八段锦与内分泌系统疾病 ··············· 19

八段锦与骨关节疾病 ··················· 20

八段锦与精神心理疾病 ················· 21

第四章　医务版八段锦 ·················· 22

特点及优势 ························· 22

动作要领及功效 ····················· 25

第五章　呼吸冥想练习 ·· 80

什么是冥想 ··· 81

冥想的姿势 ··· 87

呼吸训练方法 ··· 90

冥想练习的方法 ··· 98

冥想练习的实践 ··· 101

扫码观看
医务版八段锦习练视频

第一章

运动——健康的基石

适量运动的益处

生命在于运动，但现代人常久坐少动。久坐伤脾，而脾主肌肉，久坐会导致肌肉比例下降、脂肪比例升高，在引发体能下降的同时，可能出现肥胖、糖尿病、高血压、冠心病等情况，对于年老者，亦可能导致骨质疏松等疾病。

运动量并非越大越好。过度的、疲劳的运动可能使肌肉、关节、韧带等受损，导致运动损伤。损伤属于疾病状态，既然是疾病状态，就一定会影响人体的免疫力。世界卫生组织将"适量运动"列为健康的四大基石之一，所以，适量运动对于健康尤为重要。

对于普通人而言，医学界提倡有氧运动，因为有氧运动属于"适量运动"范畴。

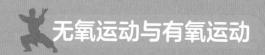

无氧运动与有氧运动

运动可以大致分为无氧运动和有氧运动两大类。

无氧运动

• **什么是无氧运动** 是指在氧气供应不足、相对缺氧的条件下进行的运动,机体内的代谢方式以无氧代谢为主。

• **无氧运动的特点**

运动强度大:无氧运动通常属于力量、耐力训练,如俯卧撑、推举杠铃、极速跑等。无氧运动的"燃料"是碳水化合物(糖分),能快速供能。

增肌效能强:无氧运动可以锻炼、增加肌肉力量,其增肌效能可作为有氧运动的有效补充。

常伴肌肉酸痛:人体的摄氧量不能满足运动的耗氧量,此时体内发生无氧代谢,碳水化合物经过无氧代谢(分解)产生乳酸。大量乳酸会在剧烈运动后使肌肉酸痛。由于无氧运动消耗的主要是碳水化合物而非脂肪,所以并无明显的减脂效果。

易发生运动损伤:无氧运动运动量大,很容易出现过度运动的情况,易造成运动损伤。对于普通人而言,不推荐像运动员那样进行高强度的无氧运动。

有氧运动

• **什么是有氧运动** 是指在氧气供应充足的条件下进行的运动,简单而言是指肌肉不缺氧的运动。此时人体的摄氧量能够满足运动的耗氧量,机体内的代谢方式以有氧代谢为主。

• **有氧运动的类型** 主要包括快走、慢跑、游泳、骑自行车、跳绳(中等强度)、健身操、五禽戏、八段锦、太极拳等。

• **有氧运动的特点**

运动强度适量:按照运动强度,运动可以分为高强度运动、中等强度运动以及低强度运动，可用"无氧阈"来衡量。人体在运动时，随着运动强度的增加，有氧代谢开始向无氧代谢过渡的临界点被称为"无氧阈"，可由心率初步判定。

最高心率 = 220 – 年龄。高强度运动的心率为最高心率的 80% ~ 90%；中等强度运动的心率为最高心率的 65% ~ 75%；低强度运动的心率为最高心率的 60% 左右。

当运动心率为最高心率的 75% 及以下时，运动强度在"无氧阈"以下，属于有氧运动。有氧运动属于强度适量的运动。

保健小课堂

轻松、舒适的有氧运动，运动后心率一般为 170 – 年龄，此时人会微微出汗、呼吸稍快，但可以正常交谈。在身体功能得到有效提升的同时，还会感到轻松、愉悦，运动后不会感到疲劳。

对技巧要求不高：大部分有氧运动比较简单，对于运动者自身以及运动条件要求不高，快走、慢跑几乎人人都会，五禽戏、八段锦等简单易学，推荐将有氧运动作为大部分人的入门运动。

有益于改善不良情绪：不易疲劳、倍感轻松的有氧运动，可以消耗人体内积累的肾上腺素（让人感到紧张）及代谢废物，帮助人们摆脱不良情绪。这种情绪的改善能增强幸福感，从而改善心境，促进心理健康。因此，有氧运动具有促进身体、心理双重健康的功效。

减脂、降糖效果明显：有氧运动的"燃料"是碳水化合物（糖分）和脂肪，这种"混合"供能的方式可以充分燃烧脂肪并消耗体内过多的碳水化合物，达到减脂、降糖的目的。

• 有氧运动的获益

减重：有氧运动可以消耗脂肪，减轻体重，是一种适合大众的健康减重方式。此外，有氧运动还能提升体内血清素水平，亦有助于控制体重。

延缓衰老：有氧运动能提升体内超氧化物歧化酶等抗氧化物质的水平，延缓机体的衰老速度。

维护关节健康：适宜的有氧运动不仅不会造成关节损伤，还可有效改善、提升关节功能。

预防心脑血管疾病：有氧运动可有效预防脑卒中、动脉硬化和心肌梗死等心脑血管疾病的发生。

预防糖尿病：有氧运动可以提升胰岛素的敏感性，有效预防糖尿病，并有助于糖尿病患者更好地控制血糖。

预防骨质疏松：运动本身产生的机械力及运动增加的肌肉力量可对骨骼产生有效的刺激，降低破骨细胞的活性，激发成骨细胞的活性、增强骨的形成，达到强健骨骼、预防骨质疏松、减少骨折发生的目的。

有效改善内分泌功能：有氧运动有助于维护线粒体结构的完整性，改善氧化磷酸化功能、减少自由基的产生；可有效改善人体各组织器官，特别是下丘脑－垂体－卵巢轴的功能，对月经紊乱、不孕不育、绝经等具有良好的预防和辅助治疗作用。

调节心理平衡：适量运动可调节体内 5- 羟色胺（5-HT）水平，让人产生愉悦的正面情绪，摆脱抑郁等不良情绪的困扰。

保健小课堂

5- 羟色胺又名血清素，是一种在神经细胞之间传递信号的神经递质，能让人产生愉快的正面情绪，减少抑郁症的发生，可谓是"快乐素"。中枢神经系统中的 5- 羟色胺可调节人的情绪状态、昼夜节律、食欲、性欲等；外周的 5- 羟色胺储存于肠道嗜铬细胞中，通过肠神经元调节肠道功能，包括肠蠕动、分泌和营养物质的吸收。5- 羟色胺还可以调节骨形成及骨吸收过程。

5- 羟色胺能通过改善情绪而调节人的食欲。对于那些营养不良、瘦弱者，适量的 5- 羟色胺可以使其因心情愉悦而"大快朵颐"，从而让身体逐渐强壮；对于那些肥胖、超重者，适量的 5- 羟色胺（主要靠运动产生）可以使其在运动中体会到快乐，更有激情地投入减重运动中。

5- 羟色胺是促进身心双重健康的重要神经递质，人体内 90% 的 5- 羟色胺源于肠道，是脑 – 肠轴的关键化学物质。

科学研究证实，肠道拥有独立的神经系统，即肠道内存在一套肠神经系统，它由数亿个神经细胞组成。因此，肠道又被称为"第二大脑"。

脑 – 肠轴是指肠道和中枢神经系统之间的信息交流通道，可将脑和肠道之间的神经、激素及免疫信号整合在一起。脑 – 肠轴各组分之间相互影响，相互协调，共同维护人体心理和生理健康。

改善免疫力：有氧运动可明显提升人体的氧摄入量和血流量，使全身各组织器官均可得到充足的营养和氧气供给，有效改善包括免疫器官在内的全身各组织器官的生理功能。

第二章

八段锦及其发展历程

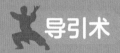 导引术

源于中国古代导引术的八段锦，是中华传统保健功法，通过调身、调息、调心，可令气血调和、阴阳平衡，达到强身健体、祛病延年之目的。

什么是导引术

"导"指"导气"，即在意念带动下的呼吸运动、呼吸吐纳；"引"指"引体"，即肢体运动。导引术是指在意念引导下的呼吸运动（导气，调理气机）与肢体运动（引体）相配合的养生功法。这里的"肢体运动"有特定的要求与姿势，包括躯干、四肢、肌肉、关节等的运动。导引术是中华优秀传统文化瑰宝，至今已有千余年的悠久历史。

导引有"三动"，即意念活动、呼吸运动和肢体运动。导引术是一种将三者合为一体的养生功法。"意念"是指人的思维活动，"意守丹田"之"意守"，即指意念集中、排除杂念。

导引术有哪些作用

导引术包括"导气"与"引体"两大主题，导气令和，引体令柔。

•**导气令和**　导气，即调理气机，可令气血调和。"百病皆生于气（滞）"，气滞、气机不调是诸病之源。导气、调理气机能调正气、祛邪气，达到扶正祛邪、维护健康的目的。练习导引术可"通不和之气，疗未患之疾"，即能够调和气血、培育真气、疏通经络、防病治病、延年益寿，实为养生保健之法宝。

•**引体令柔**　特定的、配合呼吸吐纳的肢体运动，可令筋柔体健。"筋柔"指筋富有弹性、柔韧有力，筋不缩而能长，古语有云"筋长一寸，寿延十年"。

什么是筋：关于筋，中医和西医各有注释。中医的"筋"，即"肉之力也"，主司运动；西医的"筋"，包括肌腱、韧带、筋膜系统等。不管是在中医还是西医领域，都认为"筋缩"则疾，"筋柔"则康。

保健小课堂

肌腱

由致密结缔组织构成，位于肌肉的两端，它将肌肉与骨骼相连，起到传递能量的作用，即将肌肉的力量传递给四肢。因此，肌腱是运动系统的重要组成部分。强度过大的运动易导致肌腱劳伤、断裂，使运动功能严重受损，甚至丧失。

韧带

由致密的结缔组织构成，位于关节部位，将骨与骨相连，具有支持、保护、稳定关节的作用。

筋膜系统

由结缔组织构成，满布全身，广泛分布于肌肉、血管、神经、骨骼以及内脏器官周围，即筋膜包绕全身的组织、器官，构成它们的被膜和支架，使不同的组织器官相对独立、结构稳定。有学者将筋膜系统称为人体的"第十大系统"，是继呼吸、循环、神经、内分泌、免疫、消化、运动、泌尿以及生殖九大系统之后的又一重要系统。

什么是筋缩：即"缩筋"，中医术语，指筋挛缩、僵硬而不柔，即筋的柔韧性受损。筋缩的常见症状包括紧绷感、僵硬感、酸胀感、疼痛感，可出现在身体的任何部位，如颈、背、腰、四肢，可致弯腰受限、下蹲困难、步履蹒跚等。

久坐、缺乏运动等可使筋挛缩、粘连、瘢痕化，出现筋缩、筋膜张力过高，可使组织缺血、缺氧，更可压迫、损伤神经和血管，引发疾病。人体所患疾病很多与筋膜系统异常有关。适当运动，配合针灸等中医保健方法可有效牵拉、刺激筋膜，缓解疼痛、乏力等症状，使"百脉通，五脏安"。现代社会"低头族""久坐族"随处可见，少动、不动者日渐增多，筋缩现象日趋严重，凸显出"筋柔体健"的重要意义。

什么是筋柔：指筋柔韧、有弹性。在中医经典著作《黄帝内经》中，将人的筋、骨、皮、肉、脉称为"五体"，"骨正筋柔，气血自流"说明了筋柔的重要性。

缺少锻炼、长期久坐、久视手机、以车代步、年老退变、保暖不足、过度锻炼均可对筋（包括肌腱、韧带和筋膜系统等）造成不同程度的损伤，出现筋不柔，甚至筋缩。适当运动则能使筋既柔且韧，是健康的基石。

导引术有哪些种类

导引术是一种动态养生功法，可使骨正筋柔，改善血液循环，有效提升包括筋膜系统在内的人体各系统的功能，尤可强健肌肉、灵活关节、延缓衰老。易筋经、八段锦、五禽戏、太极拳等均属于导引术，它们汲取了中华优秀传统文化的思想精髓，而八段锦因其独特的动作组成，骨正筋柔的功效尤为显著。

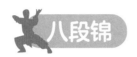

八段锦通过多方位的柔和拉伸，可使筋膜系统、全身关节、肌肉、骨骼得到充分锻炼。练习八段锦不需要借助任何器具，只要认真学习、细心体会、坚持不懈，就能够强健体魄、祛病延年。八段锦对于场地要求不高，仅要"卧牛之地"，即现"乾坤世界"，方便大众练习。

什么是八段锦

"八段"是指该功法具有八节动作（未包括起势和收势）；"锦"为"织锦"之意，在此意指该功法的精美与珍贵。"八段锦"即指由八节动作构成的一套精致如织锦的养生功法。

八段锦始于宋朝，距今已有八百多年的历史，它是不同时期众多先贤集体智慧的结晶，并非一人所得。八段锦可分为坐式八段锦与立式八段锦，其中最早出现的是坐式八段锦。

八段锦的发展历程

• 雏形　坐式八段锦的动作雏形见于梁朝，梁朝养生学家陶弘景在《养性延命录》中有如下描述。

叩齿："常每旦啄齿三十六通……"

握固："……先啄齿二七，闭目握固……"

咽津："……次则以舌搅漱口中津液，满口咽之，三过止……"

摩身："又法，摩手令热，雷摩身体……"

上述"叩齿""握固""咽津""摩身"动作与后来南宋出现的坐式八段锦中描述的"叩齿三十六""握固静思神""赤龙搅水津""闭气搓手热"几乎相同。虽然陶弘景并未将其叙述的动作命名为八段锦，但其描述的这种功法可谓坐式八段锦的雏形。

• 发展历程

坐式八段锦："八段锦"一词最早出现在南宋洪迈所著的《夷坚志》中："政和七年，李似矩为起居郎……尝以夜半时起坐，嘘吸按摩，行所谓八段锦者"。《夷坚志》中记载的"八段锦"一词，为现存文献中对"八段锦"的最早记述。

元朝初年《修真十书》中描述的"钟离八段锦"，是以五言诗的形式、歌诀化描述八段锦动作，因习练者均取坐式，因此又名"坐式八段锦"，因其易学易记，在元、明、清（初）时期广为流传。《修真十书》中首次详细描述了坐式八段锦的功法名称。

坐式八段锦歌诀

• 闭目冥心坐，握固静思神。

释义：冥，潜心，专心之意。

动作要领：轻闭双目，盘膝而坐，双手握婴儿拳（拇指抵住环指的指根部，四指抱握住拇指，以"闭关却邪"），置于膝上，以"镇惊守魄，疏肝理气"。要求忘却心中杂念，以"心气归一"。

功效：可防治烦躁、易怒、心悸、失眠、头晕、乏力。

• 叩齿三十六，两手抱昆仑。

释义：昆仑，原指山中之主，此处指人体之主，即头部。

动作要领：轻叩牙齿三十六次，两手十指交叉，置于头部后项处。

功效：肾主骨，齿为骨之余，即牙齿与筋骨关系密切。叩齿，既可坚固牙齿、防治牙疾，又可强肾固精。

- 左右鸣天鼓，二十四度闻。

释义："天鼓"即天神所击之鼓，"鸣天鼓"即击探天鼓。

动作要领：双掌掌心分别贴于双耳，拇指置于风池穴，中指置于玉枕穴，示指置于中指上并击打中指。

功效：中医认为，肾开窍于耳，鸣天鼓通过掩耳和叩击对耳产生刺激，有强本固肾之效。肾藏精，为元气之海，肾气足，则可延年益寿。耳通于脑，脑为髓之海，肾气足，则髓海足，故鸣天鼓还可提神醒脑、聪耳明目，能防治头晕、耳鸣、健忘等。

- 微摆撼天柱。

释义：天柱，指颈椎。

动作要领：分别向左、向右转头，同时转腰、转肩，眼向左右侧视。

功效：撼天柱可刺激天柱穴，调节阳经和督脉，可防治后头痛及颈、肩、腰部疾病。

- 赤龙搅水浑，漱津三十六，神水满口匀。
  一口分三咽，龙行虎自奔。

释义：赤龙，即舌；神水，即津液（唾液）。

动作要领：舌先顶上腭，然后在口腔内上、下、两旁搅动，使津液自然产生。鼓漱三十六次，将津液分三次咽下，须汩汩有声，用意念将津液送至脐下丹田，即所谓"玉液还丹"。

功效：液为龙，气为虎，该式可使血（液）气旺盛，犹如龙行虎奔。

- 闭气搓手热，背摩后精门。

释义：精门，即后腰两侧柔软处，肾俞穴所在部位。

动作要领：以鼻吸气，吸气后屏住，使全身之气不向外散，同时两手用力相搓至发热，迅速将两掌放置于后腰精门处并按摩，再以鼻徐徐呼气，共搓摩三十六次。

功效：肾乃先天之本，藏精之脏，该式可强肾固气、温通经络，有防治腰痛、阳痿、月经紊乱、不孕、痛经的功效。

- 尽此一口气，想火烧脐轮。

释义：烧，温暖之意；脐轮，下丹田，即前正中线上脐下 3 寸。

动作要领：以鼻吸气，缓缓送入下丹田，屏气片刻，感知肚脐、下丹田温热。然后缓缓以鼻呼气，全身放松。如此吸气、屏气、呼气，共做九次。

功效：该式可令丹田之气充足，有培补元气、调气会阳之功，可治男性遗精、阳痿、早泄，可治女性内分泌失调、性冷淡、不孕等。该式还可养气安神，使大脑得到充分休息，可调节自主神经功能，改善情绪与睡眠。

- 余歌诀

左右辘轳转，两脚放舒伸，叉手双虚托，低头攀足频。以候逆水上，再漱再吞津。如此三度毕，神水九次吞。咽下汩汩响，百脉自调匀。河车搬运讫，发火遍烧身。邪魔不敢近，梦寐不能昏；寒暑不能入，灾病不能迍；子后午前作，造化合乾坤；循环次第转，八卦是良因。

明朝高濂的《遵生八笺·延年却病笺》中记载的"八段锦导引法图"中"钟离"二字被省去，只称其为"八段锦"，并在钟离八段锦的基础上就功法要领做了进一步阐述，更便于习练者理解与掌握。

坐式八段锦是一种以按摩导引为主，需要配合呼吸的养生功法，它汇集了"叩齿""鸣天鼓""咽津"等古代传统养生动作，有存神、意守之要求，能畅通气血。由于其动作轻柔、幅度小，作用较局限（主要对腰部以上的组织器官起到保健作用），后逐渐被立式八段锦取代。

立式八段锦：站着习练的八段锦被称为"立式八段锦"，动作雏形始见于西汉马王堆导引图，基本定型于南宋，明清时期曾有"引导诀""许真君引道诀""吕真人安乐歌"等多名、多型共存。清光绪初年，确立了现行的立式八段锦。

🐾 立式八段锦的发展

• 立式八段锦雏形（西汉）：西汉马王堆导引图中记录的"挽弓""单举""提踵""攀足""托天"等动作均与目前的立式八段锦类似。现行的立式八段锦在此基础上又加三式，即"后瞧""摇头摆尾""攒拳"。

• 曾慥版立式八段锦（南宋）：南宋曾慥《道枢·众妙篇》中的六式动作，包括顺序在内，均与现行的立式八段锦高度一致。

现行的立式八段锦仅在曾慥版立式八段锦的基础上增加了两式动作，即第七式"攒拳怒目增气力"和第八式"背后七颠百病消"。

曾慥版立式八段锦的第一式"仰掌上举，以治三焦者也"，即现行立式八段锦的第一式"两手托天理三焦"。

曾慥版立式八段锦的第二式"左肝右肺，如射雕焉"，即现行立式八段锦的第二式"左右开弓似射雕"。

曾慥版立式八段锦的第三式"东西独托，所以安其脾胃矣"，即现行立式八段锦的第三式"调理脾胃须单举"。

曾慥版立式八段锦的第四式"返复而顾，所以理其伤劳矣"，即现行立式八段锦的第四式"五劳七伤往后瞧"。

曾慥版立式八段锦的第五式"摆鳝之尾，所以祛心之疾矣"，即现行立式八段锦的第五式"摇头摆尾去心火"。

曾慥版立式八段锦的第六式"左右手以攀其足，所以治其腰矣"，即现行立式八段锦的第六式"两手攀足固肾腰"。

• 梁世昌版立式八段锦（清）：清光绪初年，梁世昌所著《易筋经外经图说》中的"八段锦图"，内容是"两手托天理三焦；左右开弓似射雕；调理脾胃须单举；五劳七伤往后瞧；摇头摆尾去心火；背后七颠百病消；攒拳怒目增气力；两手攀足固肾腰。"其文字表达形式为七言律诗，朗朗上口，易学易记，多为中医术语；其动作自成一体、流畅舒展，能锻炼颈部、上肢、腰部、躯干、下肢等全身的肌肉骨骼，可疏通全身经络，明显提升心、肝、脾（胃）、肺、肾等脏器功能。

因立式八段锦与西方体育运动方式更接近，故自梁世昌版立式八段锦起，立式八段锦在近代得以迅速流传、广泛推广，逐渐取代了坐式八段锦，成为现行八段锦的范本。

保健小课堂

立式八段锦可分为南北两派，南派动作柔和，故称为"文八段锦"，北派动作略显刚劲，故称为"武八段锦"。

健身气功·八段锦：中华人民共和国成立后，八段锦编写小组于

1957 年编写了第一部《八段锦》，以立式八段锦为主，对八段锦进行了系统讲解。

2003 年，国家体育总局推出了《健身气功·八段锦》，即为现行的立式八段锦版本。健身气功·八段锦并不是一套重新创造的八段锦，但它规范了八段锦的歌诀，且有简要的功理说明，简便易学，为立式八段锦的蓬勃发展作出了贡献。

保健小课堂

健身气功·八段锦

随着生活节奏的加快，现代人的压力越来越大，面临着越来越严重的健康问题，养生保健尤为重要。为了适应现代人对养生保健越来越急切的需求，健身气功·八段锦于 2003 年问世。这套八段锦是由国家体育总局健身气功管理中心创编，虽然与梁世昌版立式八段锦基本相同，但却进行了合理调整，养生功效更加明显。

健身气功·八段锦包括起势、八式动作、收势，共计 10 套动作。

1. 起势　入静，进入习练内家功法的特殊状态。

2. 两手托天理三焦　初步调和气血。

3. 左右开弓似射雕　主要强化肺功能。

4. 调理脾胃须单举　主要调节脾胃功能。

5. 五劳七伤往后瞧　主要缓解中枢神经系统疲劳。

6. 摇头摆尾去心火　去除心火，令人不烦不躁。

7. 两手攀足固肾腰　主要改善腰和肾功能。

8. 攒拳怒目增气力　主要加强习练者的力量，尤其是下肢力量。

9. 背后七颠百病消　主要提高习练者的平衡能力。

10. 收势　帮助习练者保持心态平和。

第三章

八段锦与疾病保健

八段锦作为一套独立而完整的导引健身功法，因其动作简便易学、老少皆宜、受场地限制小、养生功效显著，成为一项深受广大人民群众喜爱的健身项目。此外，八段锦能够打通人体的经络系统，改善机体的免疫功能，对一些慢性疾病具有良好的预防和辅助治疗效果。因此，随着全民健身理念的普及，八段锦在临床治疗中的应用日益广泛，越来越多的医生推荐患者通过习练八段锦辅助治疗某些疾病或改善目前的健康状态。

八段锦与心血管疾病

随着人口老龄化趋势明显，冠心病、高血压、动脉粥样硬化等疾病的发病率越来越高，一定程度上增加了医疗负担。血脂异常是心血管疾病非常重要的危险因素，防治高脂血症对于预防动脉粥样硬化及其并发症具有重要意义，而有氧运动在高脂血症的一级预防中作用显著。

八段锦作为一种中低强度的有氧运动，其动作特点为缓慢、协调，具有调心、调息、改善气血运行、疏通经络的功效。习练过程中膈肌运动幅度增大，有利于上下腔静脉血液回流，结合气贯丹田的深长呼吸，可使习练者心率减慢、心肌氧耗量降低，进而降低心脏负荷，改善心脏功能。

相关研究表明，对于胆固醇轻中度升高的人群，规律的八段锦习练能使体内的低密度脂蛋白（LDL）水平降低而高密度脂蛋白（HDL）水平升高，可有效调节脂代谢，对于高脂血症的防治具有积极作用。此外，研究证实八段锦对血脂的调节效果优于散步。

通过习练八段锦，可以增加机体的自我调节能力，保持呼吸平缓、身心放松，进而达到降压的目的。一项临床试验发现，通过为期12周的八段锦习练，50例原发性高血压患者的收缩压和舒张压较治疗前均明显下降，降压有效率达80%，临床总有效率达94%。一项系统评价结果显示，对于原发性高血压患者，八段锦干预12~24周后其疗效优于常规治疗组，在原发性高血压的预防、治疗以及康复领域具有一定的应用前景。

研究者通过对50例稳定型心绞痛、劳力性心绞痛患者进行对比研究，发现疗程为3个月的八段锦习练能显著降低患者心绞痛的发作次数、减少心绞痛发作的持续时间，进而减轻临床症状。经皮冠脉介入术（PCI）是现阶段治疗冠心病最有效的治疗方法，一项临床研究证实，八段锦可提高冠心病患者PCI后心脏泵血功能，改善其焦虑、抑郁等心理障碍以及西雅图心绞痛量表（SAQ）5个维度的症状，对患者心脏康复过程中的心肺功能有明显改善作用。此外，研究表明，冠状动脉搭桥术（CABG）后习练八段锦的安全性高，能够促进冠心病患者术后康复，改善疾病相关症状，降低冠心病的死亡率及心脏事件的发病率。

八段锦与神经系统疾病

八段锦注重通过自我意识控制身体，强调意动形随、神形兼备，对神经系统有很好的刺激和调节作用，可以提高卒中、失眠、认知障碍等患者的生活质量。相关研究表明，习练八段锦可使人体中枢神经系统处于兴奋状态，有促进新陈代谢、缓解紧张及焦虑等负面情绪、愉悦身心的作用。

轻度认知障碍是阿尔茨海默病早期阶段的表现，是介于正常衰老和痴呆之间的中间状态，其核心症状为记忆损害，需要及早干预。研究者发现，经过为期 6 个月的八段锦习练，轻度认知障碍患者的整体认知功能、记忆力和日常生活能力均显著提高。

对于老年脑卒中偏瘫患者，习练八段锦的康复效果良好，患者偏瘫下肢主动肌的肌力增强，肢体平衡及运动功能改善，日常生活能力明显提高。

八段锦通过缓解大脑疲劳、改善负面情绪、调整机体免疫功能、调控多种神经递质来改善睡眠障碍，相较于药物及认知行为疗法，八段锦对改善失眠具有显著优势。

通过长期规律习练八段锦，可以有效改善帕金森病患者的运动功能，提高其肌肉运动能力和身体平衡能力，降低跌倒等意外事件的发生风险，缓解焦虑、抑郁等负面情绪，进而改善患者的日常生活能力及生活质量。

八段锦与呼吸系统疾病

八段锦体式要求身正，含胸沉气，使呼吸深长，膈肌运动幅度增大，呼吸肌得到充分锻炼，从而提高肺活量。长期规律习练八段锦不仅能有效改善老年人的呼吸功能，还能改善血液循环，大幅提升老年人的心肺功能。慢性阻塞性肺疾病（COPD）是一种多发于 40 岁以上人群的以气流受限为特征的肺部疾病，主要症状为呼吸困难、气短、慢性咳嗽等。相关研究证实，在慢性阻塞性肺疾病稳定期，患者在常规药物治疗的基础上配合习练八段锦能够有效缓解呼吸困难等相关症状，提高肺活量和呼吸肌耐力水平，改善患者的生活质量，取得了良好的康复效果。相较于常规运动或不运动而言，习练八段锦可延缓慢性阻塞性肺疾病患者肺功能下降速度，提高其运动耐力。

作为一种康复锻炼方法，八段锦可使哮喘患者的疾病控制水平、运动能力和生活质量得到显著改善。

此外，习练八段锦有助于肺癌术后患者肺功能的恢复和生活质量的改善。

八段锦与内分泌系统疾病

糖尿病是一种以高血糖为特征的慢性代谢性疾病，典型症状为多饮、多食、多尿、消瘦、乏力。大量研究表明，习练八段锦对糖尿病具有良好的防治作用。糖化血红蛋白（HbA1c）水平可有效反映糖尿病患者过去 8 ~ 12 周的平均血糖水平，是衡量血糖控制情况、反映糖尿病病情的重要指标。坚持习练八段锦，能够调整呼吸，改善血液循环，增加肌肉组织代谢率，促进糖化血红蛋白分解，从而有效改善机体的血糖水平。相关研究表明，对于 2 型糖尿病患者，在常规药物治疗的基础上，配合疗程为 24 周的八段锦辅助治疗，结果显示试验组患者安静时肺活量显著提高，身体质量指数（BMI）、腰臀比

（WHR）、空腹血糖、糖化血红蛋白等指标均显著下降。因此，习练八段锦能有效增强2型糖尿病患者的呼吸功能，降低体脂，改善糖耐量，有助于安全、平稳地控制血糖。

此外，八段锦可以有效改善围绝经期女性潮热、盗汗、失眠等躯体症状，缓解焦虑、抑郁等负面情绪，提升骨密度，改善生活质量。

八段锦与骨关节疾病

八段锦通过多方位的缓慢拉伸，使全身关节、肌肉、骨骼得到充分锻炼，对颈椎、腰椎、四肢关节作用更佳，因而在中医康复治疗中应用广泛且效果显著。相关研究探讨了八段锦对神经根型颈椎病患者康复治疗的效果，试验组患者在接受药物、颈椎牵引、理疗等常规治疗方法的基础上，联合6个月的八段锦习练，结果显示试验组疗效明显优于对照组，提示习练八段锦能够有效减轻神经根型颈椎病患者的疼痛症状，改善颈椎活动受限程度，促进脊柱正常生理曲度恢复。

对于因椎间盘问题而引发腰痛的患者，八段锦是一套独立的全身性康复训练方法，能够缓解或消除疼痛、改善腰部功能，疗效确切。对于腰椎间盘突出症患者，辅以习练八段锦，能有效改善腰痛等症状，提高生活质量。

一项临床研究显示，骨关节炎患者进行历时1年的规范八段锦习练后，其生化指标和临床指征明显改善，证实八段锦可以减缓骨关节炎的发病趋势，缓解临床症状，改善关节功能。

通过八段锦习练，能有效治疗肩周炎，促进肩部血液循环及肌肉拉伸，使得粘连的组织得到牵拉，解除肌肉痉挛，恢复肩关节活动度，减轻疼痛。

此外，八段锦治疗骨质疏松症效果良好，可以改善患者骨代谢过程中的成骨过程，降低破骨细胞的活性，提高骨密度，有效减缓骨量下降的趋势，缓解疼痛等症状。

八段锦与精神心理疾病

八段锦作为一种基于中医理论的传统身心锻炼形式，通过调身、调息、调心"三调合一"实现对情志的调节，不仅可以减轻焦虑症、抑郁症患者的临床症状，还能改善其生活质量。相关研究结果表明，八段锦辅助治疗焦虑症有很好的疗效，习练1周即可起效，习练8周后疗效优于常规治疗组，坚持习练12周后有效率高达90%。

八段锦可以减轻抑郁症患者的核心症状，提高生活质量。一项临床研究结果显示，在应用选择性5-羟色胺（5-HT）再摄取抑制剂的基础上配合习练八段锦，能够有效缓解轻中度抑郁症患者的抑郁情绪，改善睡眠质量，其疗效显著优于单纯药物治疗。八段锦可以增强习练者对负性情绪的反应抑制，其机制可能与促进内隐情绪调节，尤其是对负性情绪的抑制调节有关。

第四章

医务版八段锦

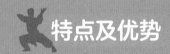 **特点及优势**

更适合现代人的保健需求

现代人长时间站立、弯腰、侧身、埋头等，可造成全身各部位骨关节、肌肉、筋膜损伤。由于工作繁忙，大家都希望有一套省时、高效的保健功法。医务版八段锦在健身气功·八段锦的基础上，根据现代人的工作特点增加了针对性的动作，动作更舒缓、张弛更有度，易学易练，老少皆宜，且无须器械，可随时随地习练，更适合现代人的保健需求。

动作名称点明动作要领和功效

医务版八段锦对每一式动作的要领及功效都做了更为详细和生动的注解，便于习练者根据功效、结合自身情况，选练其中的一式或几式动作加以练习，以达到事半功倍的健身目的。

- 第一式　　　健身气功·八段锦此式名为"两手托天埋三焦"，对非中医专业或初学者，理解"理三焦"较为困难。

　　　　　　　医务版八段锦将此式名称改为"双手托天舒筋骨"，点明了习练该动作可以达到舒缓筋骨的目的。

- 第二式　　　　健身气功·八段锦此式名为"左右开弓似射雕"，没有点明动作的功效。

　　　医务版八段锦将此式名称改为"开弓射雕理肺腑"，既说明了动作要领，也点明了习练功效。

- 第三式　　　　健身气功·八段锦此式名为"调理脾胃须单举"。

　　　医务版八段锦将此式名称改为"擎天柱地调脾胃"，提示习练此动作时，要有"上擎天，下柱地"之气魄，以有效提升人体后天之本——脾胃的生理功能。

- 第四式和　　　健身气功·八段锦第四式名为"五劳七伤往后瞧"，第
  第五式　　五式名为"摇头摆尾去心火"。

　　　医务版八段锦将第四式名称改为"旋臂转腰除劳伤"，第五式名称改为"倾旋摆尾去心火"，两处修改对于动作的描述较前更为形象、更易于理解。

- 第六式　　　　健身气功·八段锦此式名为"两手攀足固肾腰"。

　　　医务版八段锦将此式名称改为"摩运后扬固肾腰"，因为做该动作的最终目的是稳固肾腰。"后扬"强化了腰肌的力量。腰为肾之府，强腰即可强肾，加强腰肌力量则可达到强肾的目的。

- 第七式　　　　健身气功·八段锦此式名为"攒拳怒目增气力"。

　　　医务版八段锦将此式名称改为"马步攒拳增气力"，表明该式动作主要以马步的形式增强下肢力量。

• 第八式　　　健身气功·八段锦此式名为"背后七颠百病消"。

医务版八段锦将此式名称改为"起踵颠足百病消"，本式的功效是在前七式的基础上通过"起踵"和"颠足"达到去除疾病的目的。

动作强化活肌松骨的作用

• 增加"旋臂托天""仰望天空"等动作　"旋臂托天"可更有效地拉伸全身筋骨，能有效缓解周身疲劳；"仰望天空"等动作有助于缓解颈部肌肉及肩部肌肉疲劳，有效防治颈部和肩部疾患。

• 强化旋臂、展肩、扩胸等动作　可打开、刺激手三阴经、手三阳经、任脉和督脉，使阴经与阳经交替开合，阴阳平衡，进而有效改善颈椎疾患、腰椎疾患和背痛，解决关节活动度下降等问题。

• 增加"转腰扶肩"动作　"百动不如一转"，通过左右扭转身体，使胸腔、腹腔内的脏器不断受到松与紧的交替刺激，可增加脏器的血液循环，有效强化心、肝、脾、肺、肾等脏器的功能。通过张弛有度的转动，改善脊柱、颈、肩、腰、髋的血液循环，对颈椎病、腰椎病具有积极的防治功效。

• 增加"马步平掌"动作　以强化下肢肌力，增加身体的稳定性。

• 增加"直立后扬"动作　在进一步拉伸脊柱的同时锻炼腰背肌肉，有强壮腰肌的独特功效。腰为肾之府，强腰必能强肾。"后扬"动作可增强"摩运""攀足""伸臂平腰"等动作的功效，使腰部经脉气血调和，进一步增加腰部各组织、器官，特别是肾脏的血液循环，有效防治泌尿生殖系统疾病。对腰膝酸软、失眠健忘、月经紊乱、不孕不育、男性性功能障碍等有更加积极的调理作用。

• 增加"拍打气冲"动作　能促进下肢血液循环，改善现代人因久坐、久站而引发的各种不适，如腰背疾患、静脉曲张、下肢胀痛、坐骨神经痛等。同时，该动作还可以改善痛经、月经不调、不孕不育、遗精、阳痿、腹痛、腰痛等健康问题。

呼吸冥想

呼吸冥想深受时尚人士的喜爱，医务版八段锦融入了呼吸冥想，将八段锦与呼吸冥想有机结合，使习练者在锻炼身体的同时可以有效放松心情、缓解压力。

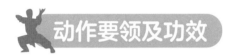

动作要领及功效

预备势

无极桩

• 动作分解　两脚合拢，并步站立，脚尖朝前，眼视前方，目光内敛，眉心舒展，呼吸自然。头正颈直，舌贴上腭。两手臂自然垂于身体两侧。静立约 9 秒钟（图 1）。

• 动作功效　无极桩是习练内家功法（八段锦等）的重要准备活动，可以引导习练者"入静"，即进入习练内家功法的意境。

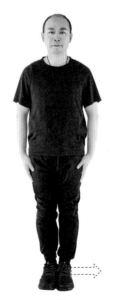

图 1

保健小课堂

无极

无极桩中的"无极",是无穷尽、无边际之意。无极桩是八段锦的初始动作。

入静

"入静"是一种特殊的功能状态,要求思维单一、杂念减少、意念集中、高度安静、轻松舒适。入静是习练内家功法的根基,入静后气血方能畅通顺达。习练内家功法的全过程均要求松静安舒,以达到健体、益智、调动人体潜能的目的。

抱球桩

• 动作分解

开步静立:重心移至右腿,左脚向左开步,与肩同宽,脚尖朝前,目视前方(图2)。

直立展臂:保持静立姿势,两臂内旋,并向身体两侧展开,手臂与身体的夹角约45°,掌心朝后,指尖斜向下。目视前方(图3)。

高马步抱球:屈膝下蹲,呈高马步,同时两臂外旋,掌心朝前。两掌向前合抱至斜前方,屈肘、稍屈腕,腹前抱球,指尖相对,相距约10cm。掌心向内,双掌呈"自然掌",与脐同高。目视前方,头正颈

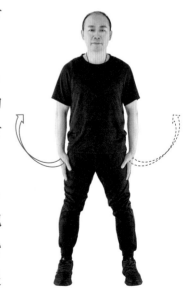

图2

直, 脊柱挺拔, 沉肩虚腋, 呼吸自然, 意守丹田。抱球站立约9秒钟（图4）。

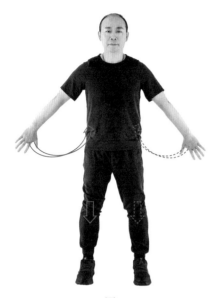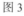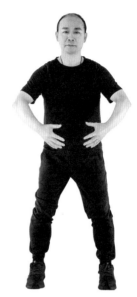

图3　　　　　　　　　　　　　　　　图4

• 动作功效　抱球桩可以让习练者更进一步入静, 反复习练, 可有效调节自主神经功能, 让人心平气和。对于初学者, 建议反复习练, 静立3分钟而不分神, 方为自然"入静"。

保健小课堂

习练任何内家功法的基本要领都是放松和入静。因此, 应反复习练、琢磨无极桩及抱球桩的动作要领, 不急不躁。只有在真正放松和入静的状态下习练, 做到身动心静, 才能收到良好效果。

马步

要求膝部外展, 裆部撑圆, 脚尖内扣, 五趾抓地, 膝关节不能超过脚尖。做动作时应头正、身直、立腰、开胯。马步大致分为高马步、中马步和低马步。

高马步，即大腿和小腿之间的角度大于120°；低马步，又叫四平马步，做动作时尽量下蹲，使大腿平行于地面，即大腿和小腿之间的角度为90°；中马步，大腿和小腿之间的角度为90°～120°。具体采用何种马步，应视习练者的体力和耐力情况而定，不应强求。

自然掌

即五指自然分开，稍伸直但不用力伸直，掌心微内含，让手部和腕部充分放松，对"鼠标手"有良好的防治效果。

丹田

中医学中的常用术语，人体共有上、中、下三个丹田。上丹田，位于两眉之间的印堂穴；中丹田，位于两乳头之间的膻中穴；下丹田，位于脐下三寸的关元穴。

"关"为固藏之意，"元"即元气，关元穴即固藏人体元气之所。元气是人体最原始之气，是人体生命之原动力。意守丹田、按摩丹田，可令元气充足、培肾固本，以防治男性遗精、阳痿、早泄、不育等，治疗女性痛经、月经紊乱、不孕等。

除非特指，"丹田"多指下丹田，是"五脏六腑之本"。意守丹田，一般指将注意力（意念）集中于下腹部（以脐下三寸为中心的区域），以达到入静状态。要求似守非守，用意要轻。

气

是一种能量，由精化生而来。精是构成人体的物质基础，相当于西医的蛋白质、脂肪、碳水化合物三大营养物质以及矿物质、微量元素和水等。由精化生而来的气，相当于现代医学的能量，人体的生命活动，如生长发育、繁殖等都需要气的参与。炼精化气有赖于运动，因此运动是健康的保障。气的分类如下。

元气　又称原气，是人体先天的、根本之气，是生命活动的原动力，与生长发育、生殖密切相关。由受于父母、藏于肾的先天之精化生而来，但需后天水谷之气和清气滋养才能持续产生。

宗气　由肺所吸的清气和脾所化的水谷精气生成。宗气可司呼吸、贯心脉（维护血压和脉搏），即宗气可维护人体的生命体征以"令活"（让人活着）。宗气足，则语言清晰，脉搏和缓、节律整齐。

谷气：水谷之气的简称，由脾胃运化水谷精微而化生之气，即由人体吸收的营养物质产生，又分为营气和卫气。

◆营气：水谷之气行于脉中，在脉管中营运不休，内入脏腑，外达肢节。

◆卫气：水谷之气行于脉外，可防御外邪、温养机体（维持正常体温、不患寒性疾病）。卫气还与睡眠有关，营卫不和则可能出现睡眠障碍。

营气与卫气均由脾胃化生水谷精微（营养物质）而成，二者协调配合，可维护人体正常的生理功能。营卫失和以及营卫不充盛（营养不良），则"昼不精，夜不暝"，人体抵抗力下降，病邪可侵入人体，由此而病，因此合理膳食尤为重要。

清气：肺吸入的自然界的清新之气，主要为氧气。通过锻炼，可有效提升肺功能（肺活量），吸入更多清气，以利健康。

宗气在胸中积聚。其功能有三。

1. 走息道以司呼吸：向上出于肺，推动呼吸。宗气足，则呼吸平稳、声音洪亮。宗气不充盛，则呼吸短促、声音低微。

2. 贯心脉以行气血：推动心脏的跳动、血液的运行，以维护正常的血压与脉搏。

3. 聚丹田以资元气：宗气自上而下蓄积于脐下丹田，以资助、培育先天之元气。

真气　真气随经脉不断运行全身，能滋养全身组织，可维护组织器官的正常生理功能，并可抵御外邪侵扰。合理膳食可养谷气、适量运动可养清气，二者可使宗气足，宗气足以养元气，则真气富存、健体延年。

此外，还有人将真气分为先天之真气和后天之真气。先天之真气，即与生俱来的元气，先天之气源于肾。后天之真气，是肺吸入的清气和脾胃运化而成的水谷之气（谷气），相当于宗气，后天之气源于脾肺。

熬夜、久坐、缺乏锻炼、受寒、饮食结构不合理，均可引发真气不足，出现乏力、注意力不集中、失眠、记忆力减退、抵抗力下降等。

第一式　双手托天舒筋骨

• 动作分解

腹前捧球：屈膝下蹲，同时两臂外旋，两掌下落至小腹前方（丹田前方），掌心朝上呈捧球状，目视前方（图5）。

捧球胸前：重心缓缓升起，双掌垂直上托至胸前，目视前方（图6）。

旋臂托天：双臂内旋，双掌心朝天，重心继续上升，肘关节逐渐伸直，双手托天，眼随掌动，整个身体尽量向上拉伸、上托，掌心朝上，指尖相对，距离约10cm。仰望天空（目视掌背）（图7）。

旋臂交指：两臂外旋、掌指相对，双掌心转向头顶，双掌手指交叉，眼视掌心（图8），再视前方（图9）。

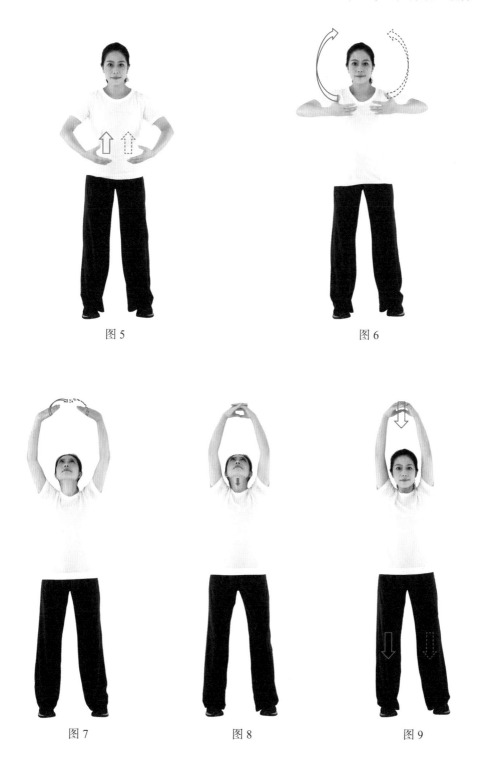

图 5　　　　　　　　　　　　　图 6

图 7　　　　　　　图 8　　　　　　　图 9

马步屈肘：身体缓缓下蹲呈马步（可高可低，视体力而定），同时屈肘、双掌稍向头顶下按（图 10）。

翻掌托天：身体徐徐上升，同时翻掌上托，眼随掌走。身体尽量拔高，目视掌背，略停（图 11）。再目视前方，停留约 9 秒钟（图 12）。

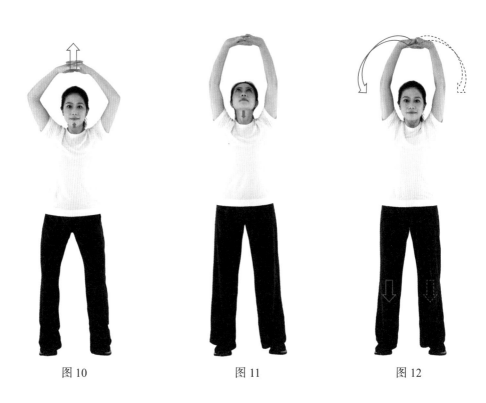

图 10　　　　　　　　图 11　　　　　　　　图 12

马步捧球：屈膝下蹲，重心缓降呈高马步，同时十指缓慢松开，手臂向身体两侧自然下落，双臂平行于地面（图 13）。双掌向身体斜下方捧于腹前，掌心向上，指尖相对，掌指相距约 10cm（图 14）。

完成本式中的腹前捧球（图 5）至马步捧球（图 14）为 1 遍，共做 3～6 遍。

• 动作功效

整体功效：该式动作可伸展躯干、放松脊柱、舒展筋骨、振奋精

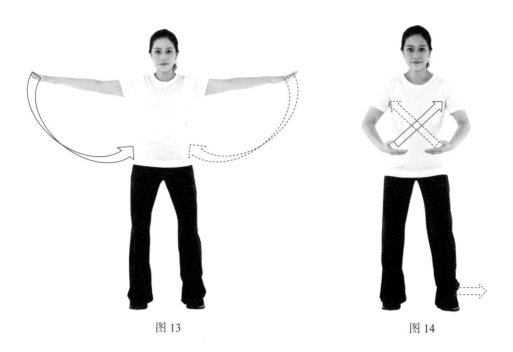

图 13   图 14

神。能使胸腔、腹腔、盆腔脏器受到有效牵拉与按摩，促进各脏器的血液循环。特别有利于肺部扩张，让人体吸入更多清气。可调理三焦，使全身上下气血流畅，增强五脏六腑功能，有效改善人体免疫力。

旋臂托天：该式在原八段锦的基础上增加了"旋臂托天"，可更有效拉伸全身筋骨，能强力缓解周身疲劳。

仰望天空：该式在原八段锦的基础上增加了"仰望天空"，更有助于缓解颈部肌肉及肩部肌肉的疲劳，有效防治颈部、肩部疾患。

在该式动作中，手臂应尽量上举，身体尽量拔高，使肌肉、关节、韧带得以充分拉伸，以快速消除疲劳，让习练者感到神清气爽。对于长期伏案、对手机爱不释手的现代人，通过拉动筋骨，可以体验到"托天"的奇妙感觉。

保健小课堂

　　初学者先练形（动作），再调息（呼吸），即初学者宜循序渐进，先自然呼吸，在掌握动作要领、动作熟练后，再行呼吸配合。

　　呼吸配合（导气令和）

　　即动作与呼吸配合，可将练（形）与养（心）合为一体。

　　动作与呼吸配合的原则：起（提），吸；落（按），呼。开，吸；合，呼。蓄（劲），吸；发（劲），呼。先，吸；后，呼。原则上采用鼻吸鼻呼。

　　呼吸配合可先用顺腹式呼吸，当动作娴熟后可采用逆腹式呼吸。腹式呼吸：呼吸缓慢、深长。顺腹式呼吸：呼吸深长、舒缓，吸气时鼓腹，呼气时收腹；逆腹式呼吸：呼吸深长、舒缓，吸气时收腹，呼气时放松。

　　三焦

　　中医认为，三焦为水谷、元气运行之所，包括上焦、中焦和下焦。

　　上焦　横膈以上的部位，主要包括心肺，还有头面部与上肢。心肺可布散气血，能温养全身脏腑，如雾露之灌溉，古云"上焦如雾"。

　　中焦　横膈以下、肚脐以上的部位，包括脾、胃、肝、胆。可运化水谷（主导食物的消化、吸收），进而化生为气。如发酵之过程，因此，"中焦如沤"。

　　下焦　肚脐以下的部位，包括肾、膀胱、小肠（主尿液的排泄）、大肠（主糟粕的排泄）、子宫（主生殖、月经）等。"下焦如渎"，指下焦主导尿液和糟粕的排泄。也有学者把"肝"归为下焦。

　　三焦与营养物质的消化吸收、人体的能量代谢、繁衍关系密切。因此，三焦有人体健康的"总指挥"之美誉。

　　反复习练该式，既可舒缓筋骨，又可调理三焦，能有效强化脏腑功能、强力改善免疫力，可抵御外邪入侵。

第二式　开弓射雕理肺腑

• 动作分解

开步搭腕：左脚向左开步，宽于肩，膝关节伸直站立，同时双手腕交叉于胸前，双掌为自然掌，左掌在外，右掌在内，掌心向内，目视前方（图 15）。

掌型变换：屈膝稍下蹲呈高马步。沉肩坠肘，手臂稍内收，左臂外旋，左掌立腕变为八字掌，掌心斜朝前，示指尖朝上。同时右手掌屈指呈龙爪。目视前方（图 16）。

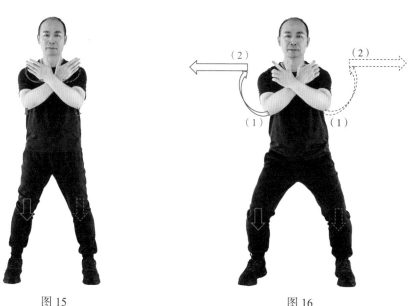

图 15　　　　　　　　　　　　　　图 16

低马步开弓：重心缓缓下移，双腿屈膝呈低马步，同时左掌向左弧形推出，坐腕，指尖朝上，肘微屈，腕与肩平。右龙爪向右平拉至右肩前，扩胸、夹脊。呈拉弓射箭状，目视左掌。保持约 9 秒钟（图 17）。

高马步捧球：右前臂内旋，右龙爪变回自然掌，向上、向右划弧至手臂平行于地面后，向身体斜下方捧球。同时，左八字掌变回自然掌，左手掌向身体斜下方与右手掌一同捧球于腹前。膝关节由屈变稍直，左脚稍内收，呈高马步。掌心朝上，指尖相对，相距约 10cm。目视前方（图 18）。

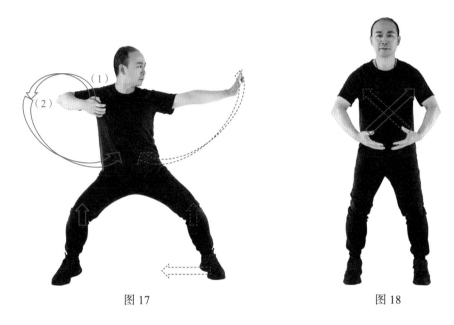

图 17　　　　　　　　　　　　　　　　图 18

右式动作：与左式动作相同，唯方向相反（图 19～图 22）。一左一右为 1 组，共做 3 组。

· 动作功效

八字掌：用力外展拇指和示指，形成"八"字状，其余三指紧扣，手掌尽量往后撑，立腕 90°。八字掌能有效刺激手太阴肺经（走拇指桡侧）和手阳明大肠经（走示指外侧），可提升呼吸系统和消化系统功能，对防治外邪的侵扰具有积极意义。

坐腕：可增加腕关节的力量及灵活性，还可防治"鼠标手"。

扩胸：在增强胸部肌肉力量的同时，可打开上焦、调理宗气。宗气"积于胸中"，可贯注心脉，推动血行，增加回心血量，改善微循环；又可推动呼吸，有效提升心肺功能。宗气还可沿三焦下行至丹

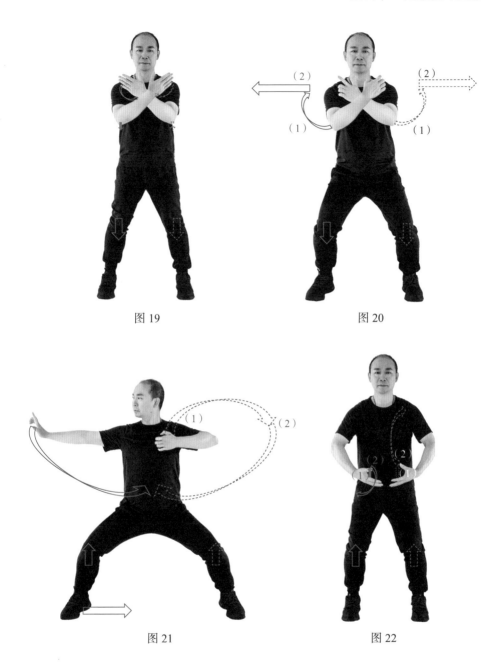

图 19　　　　　　　　　　　　　　图 20

图 21　　　　　　　　　　　　　　图 22

田，源源不断地资助元气（先天之气）。习练者宗气富足，则元气满满，精神抖擞。

胸腺为人体重要的免疫器官，开弓动作能牵拉、刺激胸腺，改善人体免疫力。

展肩、扩胸：既可扩大胸腔，又可刺激督脉，也可增加颈椎、胸椎的运动，能有效防治肩颈疾病并矫正驼背等。可让习练者心胸开阔、豁达乐观。

保健小课堂

经络

属中医学范畴，是运行气血和沟通人体上下内外的通道，包括经脉和络脉。经脉是主干，络脉是经脉的分支，网络全身。经脉包括正经和奇经。正经 12 条，如手三阴经（三条经脉）、手三阳经（三条经脉）、足三阴经（三条经脉）、足三阳经（三条经脉）。奇经八条，如任脉、督脉、带脉、冲脉。

穴

穴，又名穴位、穴道、腧穴、俞穴。《黄帝内经》称之为"节""气穴""气府"，是经络气血输注于体表的部位。适当刺激（如针灸、推拿、点按）穴位，可通经脉、调气血，达到预防、治疗疾病的目的。西医观点认为，穴位通常为神经末梢密集之处，是人体体表特殊的感觉点，触之可有酸、麻、胀、重之感。

手太阴肺经

属阴经。起于中焦（胃），下络大肠，还循胃口（下口幽门，上口贲门），向上通过膈肌，入属肺，从肺系（支气管、气管及喉咙等）横行至胸部外上方（中府穴），出腋下，沿上肢内侧前缘下行，过肘窝、入寸口、上鱼际、直出拇指桡侧端（少商穴）。因此，八字掌外展拇指，能舒缓手太阴肺经；扩胸，可刺激、按摩手太阴肺经，对肺、气管、支气管、咽喉等均有良好的保健作用。

手阳明大肠经

起于示指桡侧端（商阳穴），沿示指桡侧缘上行，经过合谷穴，行于腕后两筋之间，沿上肢外侧前缘上行，上肩至肩关节前缘，过肩后，到第七颈椎棘突下（大椎穴），再向前下行入缺盆（锁骨上窝），进入胸腔，络肺，向下通过膈肌，下行入属大肠。分支：从缺盆上行，经颈部至面颊，入下齿中，还出挟口两旁，左右交叉于人中，至对侧鼻翼旁（迎香穴），交于足阳明胃经。八字掌外展示指，能舒缓手阳明大肠经，可有效防治消化系统疾患。

督脉

循行部位　督脉起于胞中，下出会阴，向后经长强穴上行，沿人体后背上行至项后风府穴，进入颅内，络脑。回出沿项、头正中线上行至颠顶（百会穴），沿前额下行鼻柱，止于上唇系带处（龈交穴）。

分支 1：从人体后背分出，络肾。

分支 2：从小腹内分出，直上贯脐中央，上贯心，到喉部，向上到下颌部，环绕口唇，再向上到两眼下部的中央。

基本功能　"督"，有总督、统领之意。

调节阳经气血：督脉为"阳脉之海"，行于背部正中，诸阳经及阳维脉均会合于督脉。如督脉与手足三阳经会于大椎穴；与足太阳膀胱经会于百会、脑户；与阳维脉会于风府、哑门。督脉具有统率一身之阳经、调节全身阳经气血的作用。

反映脑、髓、肾和生殖功能：督脉起于胞中，督脉有分支"络肾"，"上贯心"与肾、心有密切关系；行于脊里与脑、髓有密切联系。肾为先天之本，主生殖，所以历代医家多认为精冷不孕等生殖系统疾患与督脉有关，常以补督益肾法治之。八段锦可有效补养督脉，坚持锻炼，可强肾固本，精力充沛。

第三式　擎天柱地调脾胃

• 动作分解

怀抱婴儿：重心缓缓上起，同时左臂内旋上抬至与胸同高。指尖斜朝上，掌心朝内。左臂内旋的同时，右臂内旋，指尖斜朝下，掌心朝向下腹部。双手似怀抱婴儿状。目视前方（图23）。

擎天柱地：重心上移，左臂、左掌继续内旋，翻掌上托，左掌上托、上举至头左上方，指尖朝右，掌心斜朝上，力贯掌根，呈"擎天"状。同时，右臂内旋，右掌下按于右胯旁（离右胯约10cm），掌心朝下，掌指朝前，力贯掌根，膝关节伸直，呈"柱地"状。动作宜徐缓，想象自己顶天立地。身体中正，立项竖脊，肘关节微屈，膝关节伸直，脚趾抓地。眼视上方（图24），略停。再目视前方，保持拉伸约9秒钟（图25）。

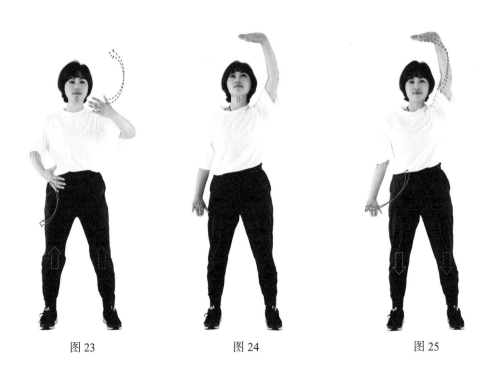

图23　　　　　　　图24　　　　　　　图25

　　恢复怀抱婴儿：松腰沉胯，重心徐徐下移，膝关节微屈。左肩下沉，左臂内旋屈肘下落，左掌与胸同高，指尖斜朝上，掌心朝内。同时右臂外旋，右掌向前回抱至腹前，指尖斜朝下，掌心朝向下腹部。似怀抱婴儿。眼视前方（图 26）。

　　高马步捧掌：重心继续下移，膝关节弯曲、外展，呈高马步，同时，两掌、两臂外旋，左掌自然下落，与外旋后向内回抱的右掌捧于腹前。双掌心朝上，指尖相对，相距约 10cm。目视前方（图 27）。

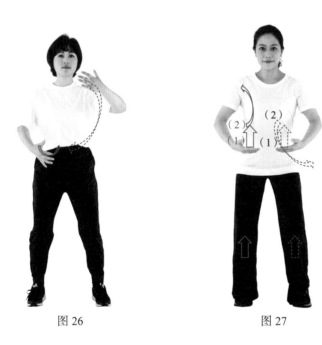

图 26　　　　　　　　　　　图 27

　　右式动作：与左式动作相同，唯方向相反（图 28 ~ 图 32）。一左一右为 1 组，共做 3 组。

　　● 动作功效

　　怀抱婴儿：该式犹如怀抱婴儿，可让习练者舒缓、愉悦，为擎天柱地式做准备。

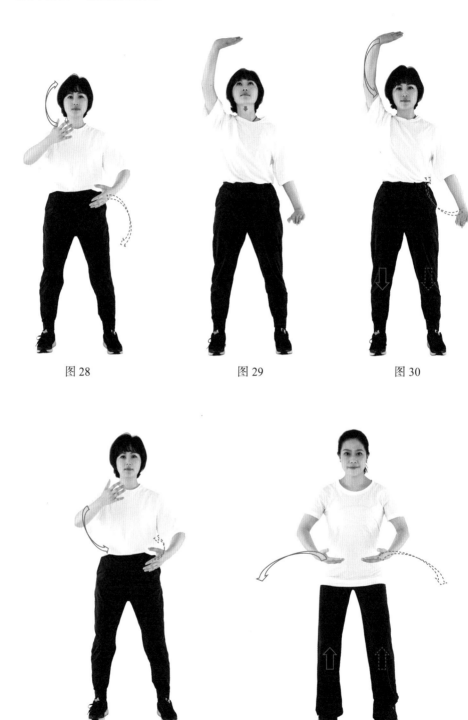

图 28　　　　　　　图 29　　　　　　　图 30

图 31　　　　　　　　　　图 32

擎天柱地："擎天"，托住天，形容高大有力；"柱地"，屹立于地，稳若泰山。上手撑天，承接天阳；下（身）手柱地，贯通地阴，通天无限远，柱地无限深，可使天地相通、阴阳相合，天地人合为一体。该式一手上举"擎天"，一手下按"柱地"，"擎天"契合脾主"升"，"柱地"契合胃主"降"。该式能畅通气血、大大提升五脏六腑，特别是脾胃功能。通过双掌的交替上举、下按，还可舒缓任督二脉。

拉伸两肋可强力刺激脾经和胃经，犹如对消化器官进行柔和"按摩"，极有利于脾的升清功能和胃的降浊功能，能有效提升人体消化和吸收功能。

脾（胃）为后天之本，主运化水谷精微，是人体后天气血之源。有了脾（胃）这个根本，才可能有身体其他脏腑的正常功能。要顶天立地，有赖于先天之本——肾，还要依赖于后天之本——脾（胃）。该式可令脾气充实、防治脾虚，脾虚则新陈代谢缓慢，轻则消化不良、腹部胀满、便秘，逐渐加重可能出现衰老、肥胖、糖尿病、心血管疾病等。常练八段锦，既可固肾、又可健脾，可有效防治上述疾患。

两掌上下对拉、拔长腰脊：可有效锻炼脊柱两侧的肌肉与韧带，增强脊柱的灵活性与稳定性。特别是对肩关节的有力拉伸，可有效防治肩部疾患，让习练者更优雅、更挺拔。

🐰 保健小课堂

任脉

循行部位　任脉起于胞中，下出会阴，向前经阴阜（曲骨），上行至关元穴，继续沿前正中线上行达咽喉，至下颌部（承浆穴），环绕口唇，沿面颊，分行至目眶下。

分支　由胞中别出，与冲脉相并，行于脊柱前。

基本功能　"任"，有担任、妊养之意。

调节阴经气血　为"阴脉之海"。任脉循行于腹面正中线，诸阴经均直接或间接交会于任脉。如任脉与足三阴会于中极、关元；与阴维脉会于廉泉、天突；与手太阳小肠经会于上脘；与足太阴脾经会于下脘；与足厥阴肝经会于曲骨；手三阴经通过足三阴经与任脉发生联系。任脉具有总任一身之阴经，调节全身阴经气血的作用。

任主胞胎：任脉起于胞中，与女子月经来潮及妊养、生殖功能有关。任者，妊也，是人生养之本。

足太阴脾经

循行部位　起于足大趾内侧端（隐白穴），沿大趾内侧赤白肉际，经核骨（第一跖趾关节）后，上行过内踝前缘（商丘穴），沿小腿内侧正中线上行，至内踝尖上8寸处，交出足厥阴肝经之前，沿大腿内侧前缘上行，进入腹中，属脾，络胃，再穿过膈肌上行（络大包），上夹咽两旁，连舌本，散舌下。

分支　从胃别出，上行通过膈肌，注入心中，交于手少阴心经。

主要功能

主运化：运化，指营养物质的运输和转化。脾脏不足，易出现消化不良、营养不良等健康问题。

主肌肉：脾气足，肌肉才能强壮，否则肌肉弱化，可致肥胖、糖尿病、心血管疾病等诸多病患。

足阳明胃经

循行部位　起于鼻翼旁（承泣穴），挟鼻上行，左右交会于鼻根部，旁行入目内眦（睛明穴），与足太阳经相交，折向下沿鼻柱外侧下行（承泣、四白），入上齿中，还出，挟口两旁，环绕口唇，在额唇沟承浆穴处左右相交，再向后沿下颌骨后下缘到大迎穴处，沿下颌角上行过耳前，经过上关穴，沿发际（头维穴），到额颅中部（会神庭）。

分支1：从颌下缘（大迎穴）分出，下行到喉结旁人迎穴，沿喉咙向下后行至大椎，折向前行，入缺盆、深入体腔，下行穿过膈肌，属胃、络脾。

直行者：从缺盆出体表，沿乳中线下行，挟脐两旁（旁开2寸），下行至腹股沟处的气街穴。

分支2：从胃下口幽门处分出，沿腹腔内下行至气街，与直行之脉汇合，而后沿大腿外侧部缘下行，至膝膑，经髌骨外侧向下，再沿胫骨外侧前缘行至足背，入足第二趾外侧端（厉兑穴）。

分支3：从膝下3寸处（足三里穴）分出，下行入中趾外侧端。

分支4：从足背（冲阳穴）分出，前行入足大趾内侧端（隐白穴），交于足太阴脾经。

主要功能　主消化，按摩、针灸此经相关穴位，可治疗腹胀、腹痛等病症。

第四式 旋臂转腰除劳伤

• 动作分解

起身按掌：重心上移，膝关节缓缓伸直，同时两臂外旋、向身体两侧缓慢伸直，指尖朝前、掌心向下，呈按掌，充分牵拉前臂肌群。目视前方（图33）。

旋臂、展肩、扩胸：两臂向外摆动至体侧约45°，两臂向外缓缓旋转至最大程度，掌心朝向斜后上方，同时头向左后方转动（图34）。

扩胸、展肩：两臂继续向后尽量牵拉以进一步扩大胸腔，肩胛骨尽量向中线收夹，掌心朝向斜后上方。眼视左斜后方，转头不转体，身体朝前（图34）。

转腰扶肩：向左转腰，右掌扶肩，掌心向肩。左掌扶髋，掌心向后。身体尽量向左旋转，眼睛尽量后瞧（图35）。

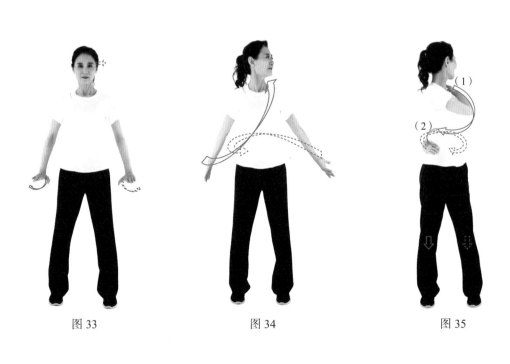

图33　　　　　　　图34　　　　　　　图35

马步抱球：松腰沉髋，身体右转，逐渐朝向正前方，同时左臂向下、向左至体侧 45° 后再向腹前划弧，右臂向右、向外下至体侧 45° 后再向内划弧，双掌在腹前抱球。身体下蹲呈高马步，呈抱球式。目视前方（图 36）。

转臂捧掌：重心缓缓下降，两臂外旋，双掌捧于腹前，掌心朝上，指尖相对，相距约 10cm。目视前方（图 37）。

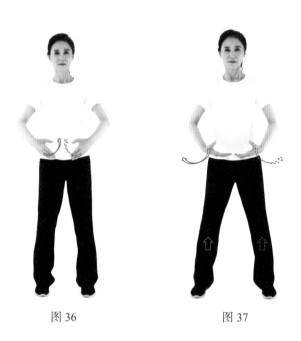

图 36　　　　　　　　　　图 37

右式动作：与左式动作相同，唯方向相反（图 38 ～ 图 42）。一左一右为 1 组，共做 3 组。

• 动作功效

整体功效："百动不如一转"，通过张弛有度的转动，可改善颈、肩、腰、髋的血液循环，对颈椎病、腰椎病有积极的防治功效。转头，可牵拉颈动脉，改善头部血供，让思维更敏捷。眼睛用力往后瞧，可缓解眼肌疲劳，对于久视电脑和手机的人群具有重要的保健意义。

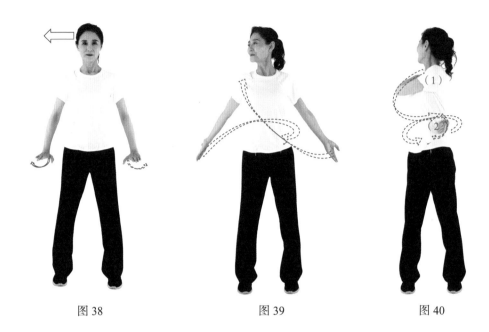

图 38　　　　　　图 39　　　　　　图 40

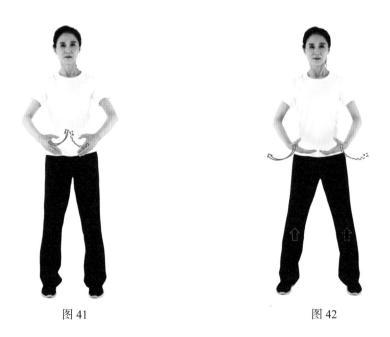

图 41　　　　　　　　　图 42

旋臂、展肩、扩胸：可打开、刺激手三阴经和任脉（阴经开），挤压手三阳经和督脉（阳经合）。

马步抱球、转臂捧掌：可打开、刺激手三阳经和督脉（阳经开），挤压手三阴经和任脉（阴经合）。如此，手臂、腰背左右转动，使阴经与阳经交替开合，能有效刺激、疏通任督二脉和阴阳经脉，以协调阴阳，调畅情志，进而有效去除五劳七伤。

转腰扶肩：左右大幅度扭转身体，可有效牵拉腰部和腹部肌肉，在改善血液循环的同时，使胸腔、腹腔内的脏器不断受到松与紧的交替刺激，有效强化心、肝、脾、肺、肾等脏器的功能。

胸腺，位于胸骨柄后方的前纵隔上部，可调节人体免疫功能。由于胸腺体积小（25～40g）、位置较深、较隐蔽，往往容易被忽略。随着年龄的增长，胸腺体积会逐渐变小，功能也随之下降。医务版八段锦特意增加的转腰扶肩动作，可有效改善胸腺的血液循环，以期达到改善人体免疫力的目的。

🐼 保健小课堂

五劳

指心、肝、脾、肺、肾五脏的劳损。心主血、肝主筋、脾主四肢肌肉、肺主气司呼吸、肾主骨生髓，五脏的劳损即为五劳。久视（伤血）、久卧（伤气）、久坐（伤肉）、久立（伤骨）、久行（伤筋），这五个"久"也属于"五劳"范畴。因此，一个动作或姿势不能持续太久，否则容易伤身，适度运动则有益健康。

七伤

喜、怒、忧、思、悲、恐、惊为七情，七情对人体五脏的伤害就是七伤：（过）喜伤心，大怒伤肝，忧思伤脾，大悲伤肺，恐惊伤肾。

手三阴经

包括手太阴肺经、手厥阴心包经、手少阴心经。

手厥阴心包经　起于胸中，出属心包络，向下穿过膈肌，依次络于上、中、下三焦。

分支1：从胸中分出，向外侧循行，浅出胁部，当腋下3寸处（天池穴），向上至腋窝下，沿上肢内侧中线入肘，经腕后关冲穴，入掌中（劳宫穴），沿中指桡侧，出中指桡侧端（中冲穴）。

分支2：从掌中分出，沿无名指出尺侧端（关冲穴），交于手少阳三焦经。

手少阴心经　起于心中，走出后属心系（心与其他脏腑相连的脉络），向下穿过膈肌，络小肠。

分支：从心系分出向上，挟食管上行，连于目系（目与脑相连的脉络）。

直行者：从心系出来，退回上行经过肺，向下浅出腋下（极泉穴），沿上肢内侧后缘，过肘中，经掌后锐骨端，进入掌中，沿小鱼际内侧直至小指桡侧端（少冲穴），交于手太阳小肠经。

手三阳经

包括手阳明大肠经、手少阳三焦经、手太阳小肠经。

手阳明大肠经　起于示指桡侧端（商阳穴），沿示指桡侧缘上行，经过合谷穴，行于腕后两筋之间，沿上肢外侧前缘上行，上行至肩关节前缘，过肩后，到第七颈椎棘突下（大椎穴），再向前下行入缺盆（锁骨上窝），进入胸腔，络肺，向下通过膈肌，下行入属大肠。

分支：从缺盆上行，经颈部至面颊，入下齿中，还出挟口两旁，左右交叉于人中，至对侧鼻翼旁（迎香穴），交于足阳明胃经。

手少阳三焦经　起于无名指尺侧端（关冲穴），向上沿无名指尺侧至手腕背面（阳池），上行前臂外侧尺骨、桡骨之间，过肘尖，沿上臂外侧向上至肩后部（肩髎、天髎），向前行入缺盆，布于膻中，散络心包，穿过膈肌，依次属上、中、下三焦。

分支1：从膻中分出，上行出缺盆，至肩部，左右交会于大椎，分开上行到项部，至耳后（翳风穴），直上出耳上角，然后屈曲向下经面颊部至目眶下。

分支2：从耳后分出，进入耳中，出走耳前，经上关穴前，在面颊部与前一支相交，至目外眦，交于足少阳胆经（瞳子髎穴）。

手太阳小肠经　起于小指尺侧端（少泽穴），沿手背尺侧上腕部，循上肢外侧后缘，过肘部，到肩关节后面，绕行肩胛部，交肩上后过大椎穴，再前行入缺盆，深入体腔，络心，沿食管下行，穿过膈肌，到达胃部，下行，属小肠。

分支1：从缺盆出来，沿颈部上行到面颊，至目外眦后，退行进入耳中（听宫穴）。

分支2：从面颊部分出，向上行于目眶下，至目内眦（睛明穴），交于足太阳膀胱经。

第五式　倾旋摆尾去心火

• 动作分解

开步托掌：重心左移，右脚向右开步，宽于肩。重心缓缓升起，膝关节逐渐伸直。同时，双掌掌心上托至与胸同高（图43）。

双手托天：两臂外旋，两掌反转向上，托向头侧上方，肘关节微屈，掌心斜朝上，指尖相对，相距约10cm。眼视上方（图44）。

马步按掌：缓缓屈膝下蹲呈低马步，同时两臂于两侧下落至大腿上方时，肘关节弯曲，双掌按于膝关节上方大腿上，呈马步按掌，指尖斜朝前（图45）。

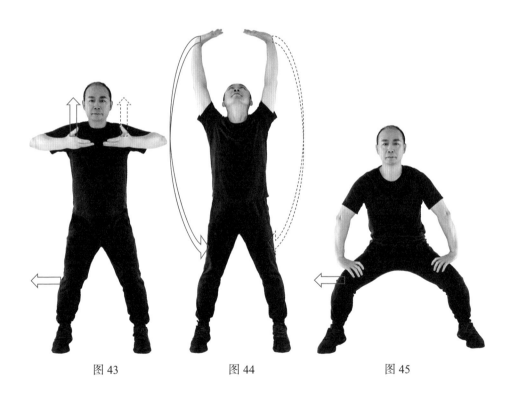

图43　　　　　　　　图44　　　　　　　　图45

右倾平视：身体稍起，重心右移至右脚，身体向右倾斜，上体与左脚在一条线上，并与地面约成45°，目视前方（图46）。

俯看脚尖：上体向右前方俯身，眼看右脚尖（图47）。

俯身左旋：上体俯身左旋至左斜前方，目视右脚跟。俯身的幅度，视体力、身体状况而定，不宜强行俯身太低（图48）。

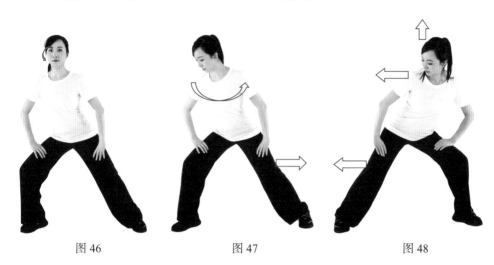

图46　　　　　　　　图47　　　　　　　　图48

摆尾（送髋）转头：右髋向右送出，随之尾闾向右、向前、向左、向后旋转至正后方，同时头侧向左、向后转至正后方，眼看上方（转头不挺胸）（图49）。

马步内收：下颌、尾闾同时内收，重心下移呈低马步。双掌仍按于膝关节上方大腿上，指尖斜朝前，目视前方（图50）。

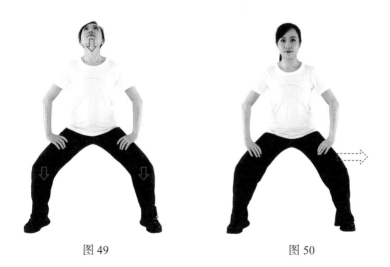

图49　　　　　　　　　　图50

右式动作：与左式动作相同，唯方向相反（图 51 ~ 图 55）。一左一右为 1 组，共做 3 组。

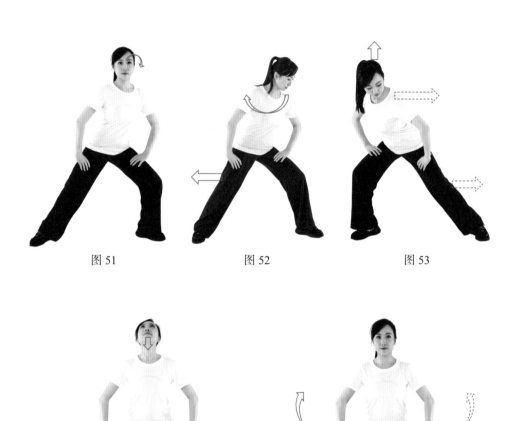

图 51   图 52   图 53

图 54   图 55

完成最后一个动作时，重心左移，右脚内收与肩同宽，膝关节伸直，自然站立。同时两掌从身体两侧向上运动，双臂平行于地面，掌心朝下（图 56）。

双臂上举：两臂上举至斜上方，掌心相对。目视前方（图 57）。

腹前抱球： 重心下降，屈膝呈高马步，同时两掌在身体前方下按至下腹前。稍外旋前臂，掌心朝内，指尖相对，相距约 10cm（图 58）。

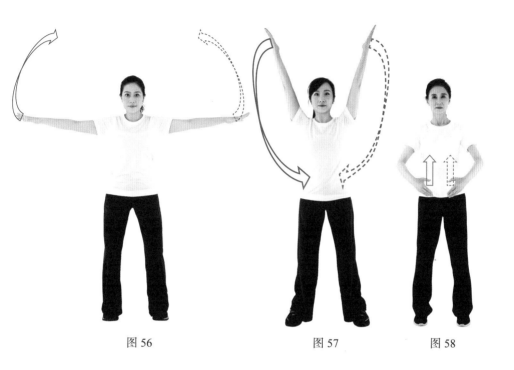

图 56　　　　　　　　图 57　　　　　　　　图 58

• 动作功效

尾闾右、前、左、后的摆动： 可强力刺激命门穴，畅通任督二脉，达到增强肾阴、滋养脏腑的功效。有助于肾水上济，促进心肾相交，进而去除心火。对心烦易怒、失眠等有良好的治疗作用。

倾旋摆尾、头尾牵拉： 在牵动马尾神经的同时，盆腔脏器、腹腔脏器得到了柔和按摩，可显著提升脏器功能，尤其可改善盆腔脏器，如子宫、卵巢的功能。同时，盆腹腔脏器得到挤压、按摩，可促进中焦脾胃和下焦肝、胆、肾、膀胱等的功能。

左右倾旋、脊柱回旋转动、头尾牵拉： 能有效改善脊柱、腰背部血液循环，可防治脊柱相关疾患，特别是颈椎疾患、腰背疾患。

下蹲马步： 能强力改善下肢血液循环，增强下肢肌力。

保健小课堂

马尾神经

是指腰骶神经束，由腰2～腰5、骶1～骶5和尾节发出的10对神经组成，因形似马尾而得名。马尾神经由感觉、运动及自主神经（交感神经和副交感神经）组成。可管控下肢感觉、运动、括约肌及生殖功能；可控制大小便、协调肠道功能和性功能。如果出现马尾神经损伤，常见症状为下肢感觉、运动及括约肌功能障碍，患者可出现性功能障碍，下肢疼痛、麻木或无力及大小便障碍等。常常牵动、锻炼马尾神经，对阳痿、大小便障碍（如排便无力、排尿无力）、坐骨神经痛、臀部疼痛、臀部肌肉无力等有良好的防治作用。

心肾相交

中医观点认为，肝、心、脾、肺、肾对应木、火、土、金、水。即心属火、属阳，以下降为和；肾属水、属阴，以上升为顺。心肾相交，即肾水能平和心火，使心火不至过旺，以避免心烦、失眠、多梦等。

命门穴

是督脉上的腧穴，位于脊柱正中、第2腰椎棘突下，与肚脐的位置平对。命门即生命之门、生命的根本，始见于《黄帝内经》，是人体先天之气蕴藏之所。刺激命门穴可强肾固本、治疗诸多疾病，如可治疗痛经、不孕不育、宫寒、滑胎、遗精、阳痿、早泄、遗尿、尿频等。

第六式　摩运后扬固肾腰

• 动作分解

直立伸臂： 膝关节缓缓伸直，身体直立，两脚与肩同宽。两指尖转向前，两臂向正前方、向上举至耳旁。肘关节伸直，先掌心朝前。双臂外旋，再掌心相对（图 59）。

胸前按掌： 屈肘，两掌经面部前方下按于胸前平膻中穴位置，指尖相对，掌心向下。目视前方（图 60）。

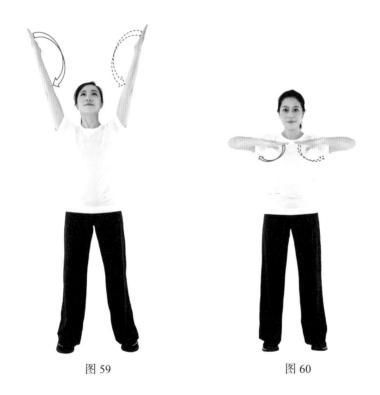

图 59　　　　　　　　　　　图 60

翻掌、穿掌： 两掌随手臂外旋翻掌，掌心向上（图 61）。腕关节、掌指内旋，掌指贴腋下向后方反插穿掌。目视前方（图 62）。

贴腰摩运： 旋腕让两掌心贴背，沿脊柱两旁向下摩运至臀部。身体仍开步直立，目视前方（图 63）。

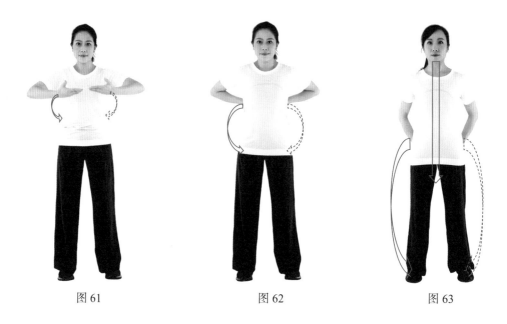

图 61　　　　　　　图 62　　　　　　　图 63

前俯攀足：两腿伸直，上身缓缓下俯，双掌从臀部开始，沿大腿后侧摩运至脚踝，沿脚外侧向脚趾摩运，两掌扶于脚面，掌指朝前，腰背呈弯弓状，膝关节伸直（不能弯曲），身体放松，目视下方（图 64）。前俯（下腰），视柔软度、身体状况而定，不应强行前俯，也不应强行攀足至脚面，可在自己感觉舒适的、较高的位置前俯攀足。

伸臂平腰：塌腰、翘臀，两臂向前、向上举至耳旁，肘关节伸直，手臂与躯干（上体）在同一平面。目视下方（图 65）。

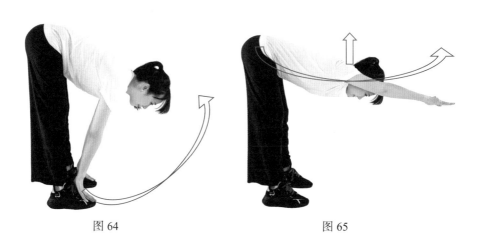

图 64　　　　　　　　　　　图 65

延伸腰背：以骶部为支点（轴心）、以手臂带动上身向上至腰背平行于地面，拉伸腰背、脊柱（长引腰）。目视前下方（图66）。

举臂直立：手臂、上身一起向前、向上运动，身体缓缓直立，继续拉伸腰背肌肉、脊柱。肘关节伸直，两臂与肩同宽，掌心朝前，指尖向上，目视前方（图67）。

马步平掌：两掌缓缓下按（肘关节伸直），同时屈膝下蹲呈低马步，两臂平行于地面，目视前方（图68）。

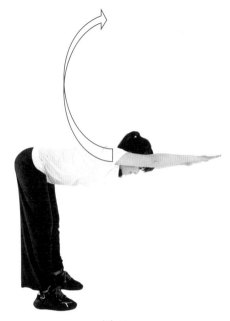

图66

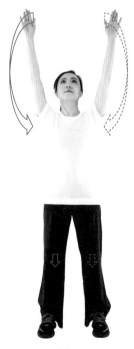
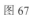

图67

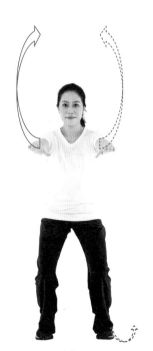

图68

直立后扬（左）：重心右移至右脚，左脚膝关节伸直，以右脚（屈膝状）为支点，左腿绷直（膝关节、踝关节伸直），后扬至身体（侧）后方（左脚前脚掌可点地，也可离地，视体力而定）。两臂上举至头侧，肘关节伸直，掌心朝前，整个身体绷直于同一水平面，目视前方（正面见图 69，侧面见图 70）。

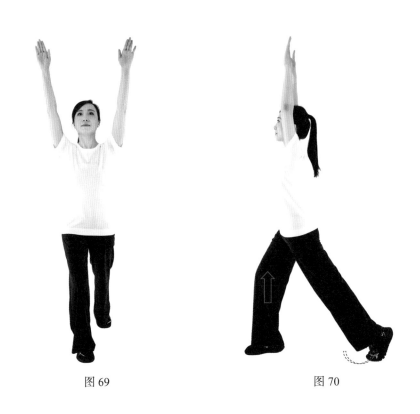

图 69　　　　　　　　　　　　　　图 70

直立伸臂：双臂保持上举伸直状，掌心朝前。左脚向身体左侧回收，两脚与肩同宽，身体开步直立。双臂外旋，掌心相对。目视上方（图 71）。

右式动作：与左式动作相同，仅后扬时扬右脚（图 72 ~ 图 83）。

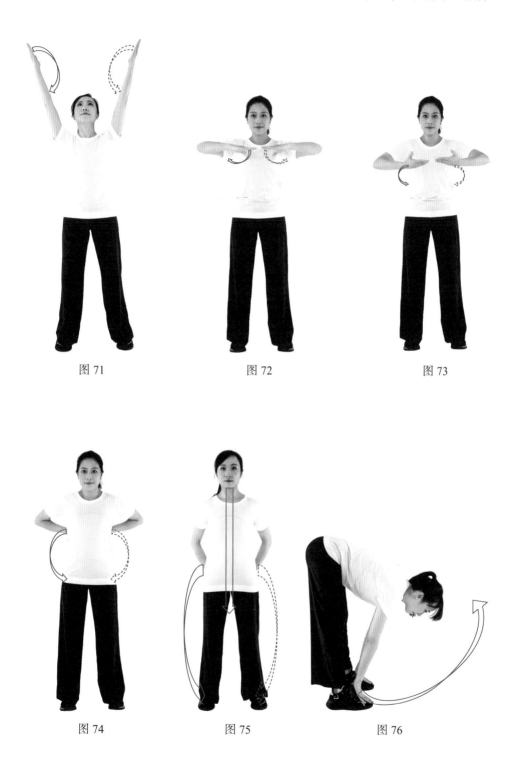

图 71　　　　　　　　图 72　　　　　　　　图 73

图 74　　　　　　　　图 75　　　　　　　　图 76

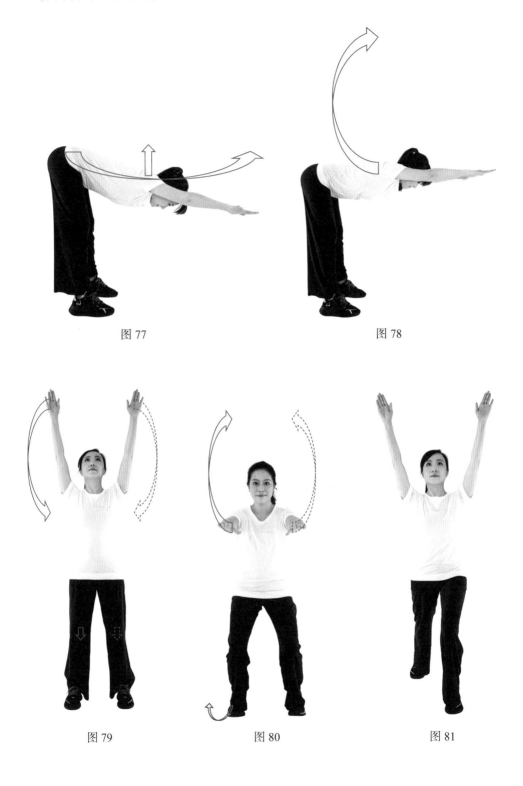

图 77

图 78

图 79

图 80

图 81

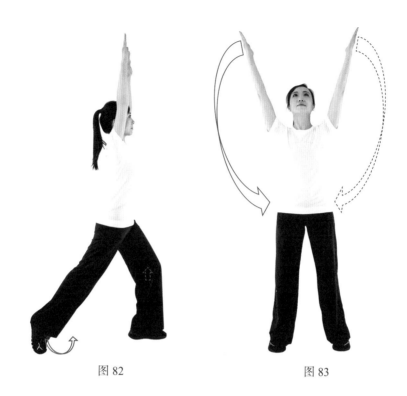

图 82　　　　　　　　　　　　图 83

本式一左一右为 1 组，共做 3 组。完成第 3 个直立伸臂后，重心下移，呈高马步，同时双掌下按至身体侧方，掌心朝下，掌指向前。目视前方（图 84）。

• 动作功效

膝关节伸直状弯腰（脊柱前屈）：能充分拉伸膝关节后方韧带，改善膝关节部位的血液循环，可增强膝关节的稳定性及灵活性，防治膝关节疾患。

摩运：摩，有擦、蹭、抚、摸、按之意；摩运，指用手轻按、缓缓移动。本式的摩运，意为循经按摩，可按摩、刺激足太阳

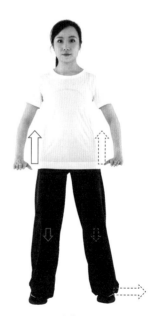

图 84

63

膀胱经（通达人体全身水道）。

攀足：攀，即抓住、攀爬。本式的攀足，意为手掌贴脚跟、沿脚外侧、脚趾向脚背攀爬，有利于强力拉伸膝关节后方的韧带。

摩运、攀足能拉伸脊柱，强力刺激督脉，有效刺激命门穴、肾俞穴、委中穴，并循经按摩、牵拉足太阳膀胱经。

伸臂平腰、举臂直立时，可有效牵拉、刺激足少阴肾经。因此，该式有强力的固肾、强肾、壮腰功效，在有效防治腰、背、脊柱疾患的同时，更能改善生殖系统功能，可防治月经紊乱、不孕不育、性功能障碍等。

脊柱的前屈与拉伸运动（长引腰）：能增强脊柱相关肌肉力量，可强健脊柱，有效提升脊柱的稳定性与柔韧性，防治颈椎、腰椎疾患等。

后扬：在进一步拉伸脊柱的同时，可强力锻炼腰背肌肉。充分紧绷、舒展腰背肌肉，有强壮腰肌的独特功效。腰为肾之府，强腰必能强肾。因此该动作可增强摩运、攀足、伸臂平腰等动作的功效，使腰部经脉气血更加调和，能进一步增加腰部各组织、器官，特别是肾脏的血液循环，有效防治泌尿生殖系统疾患。对腰膝痛软、失眠健忘、月经紊乱、不孕不育、男性性功能障碍有积极的调理作用。

保健小课堂

膻中穴

位于胸部前正中线、两乳头连线中点，是任脉上的重要穴位。可防治胸痛、心悸、咳嗽、气喘、呃逆、产妇缺乳等。

足太阳膀胱经

起于目内眦（睛明穴），向上到达额部，左右交会于头顶部（百会穴）。

分支 1　从头顶部分出，到耳上角处的头侧部。

直行者　从头顶部分出（百会穴），向后行至枕骨处，进入颅腔，络脑，再浅出后下行到项部（天柱穴），下行交会于大椎穴，再分左右沿脊柱两旁、距后正中线 1.5 寸直线下行腰部（肾俞穴），进入脊柱两旁肌肉（膂），深入体腔，络肾，属膀胱。

分支 2　从腰部（肾俞穴）分出，继续沿脊柱两旁、距正中线 1.5 寸下行，穿过臀部，从大腿外侧后缘下行至腘窝中（委中穴）。

分支 3　从项部（天柱穴）分出下行，至肩胛内侧附分穴，沿脊柱两侧、距后正中线 3 寸直线下行，至髀枢（髋关节，当环跳穴处），经大腿后侧至腘窝中，与前一支脉会合，然后下行穿过腓肠肌，出走于足外踝后，沿足背外侧缘至小趾外侧端（至阴穴），交于足少阴肾经。

足太阳膀胱经堵塞、不畅，可致体内毒素不能排出、降低机体免疫力，严重影响身体健康。通过运动、按摩、刺激，可畅通足太阳膀胱经，促进全身的血液循环和新陈代谢，尤其可提升泌尿系统功能，防治尿痛、尿少、尿不尽、腰膝酸软、头痛、手脚麻木、手脚冰冷等问题。

足少阴肾经

起于足小趾下，斜走足心（涌泉穴），出行于舟骨粗隆之下（然谷穴），沿内踝后，分出进入足跟部（大钟穴），向上沿小腿内侧后缘，至腘窝内侧，经上股内侧后缘入脊内（长强穴），穿过脊柱至腰部，属肾，再向下络膀胱。

直行者　从肾上行，穿过肝和膈肌，进入肺，沿喉咙，夹舌根两旁。

分支 1　从股内侧后缘大腿根部分出，向前从耻骨联合上缘出体

65

腔，沿腹中线两侧 0.5 寸处直线上行，至平脐 6 寸处（幽门穴），斜上胸至第 5 肋间，距胸正中线 2 寸上行至锁骨下缘俞府穴。

分支 2 从肺中分出，络心，注入胸中，交于手厥阴心包经。

足少阴肾经为人体十二经脉之一。肾为先天之本，通过保养（运动、按摩、刺激）足少阴肾经，对泌尿生殖系统、呼吸系统、循环系统、消化系统以及神经系统等全身各系统都有良好的调理作用。保养足少阴肾经，能强化肾精、肾气，防治头痛、头晕、眼花、手脚无力、腰膝酸软、腰痛、失眠、舌干、咽痛、手足心发热等症状。

肾俞穴

属足太阳膀胱经上的重要穴位，位于第 2 腰椎棘突下凹陷处旁开 1.5 寸，可调理肾功能，通过运动、针灸、按摩该穴，可防治腰痛、性功能减退、阳痿、早泄、尿频、尿急、宫寒、不孕等。

委中穴

是足太阳膀胱经的腧穴之一。委，即堆积之意，指足少阴膀胱经的湿热水气在此聚集；中，即中点。委中穴位于膝后区、腘横纹的中点，因此又名腘中。刺激、舒畅该穴，能疏通经脉气血，防治腰背及下肢疾病，如腰肌劳损、腰背痛、下肢麻木、下肢酸痛、小便不畅等，还可治疗背上的丹毒。"腰背委中求"，指刺激委中穴，可治疗腰背及下肢病证。

长引腰

即牵拉、伸展腰背肌肉、脊柱，为古代导引术中非常重要的动作，可有效刺激督脉以及命门、委中等穴，调节足少阴肾经、足太阳膀胱经以及督脉的经气，疏通经络、调畅气血，还能增强腰背、脊柱等部位的血液循环，充分营养这些部位的肌肉、筋、骨、关节等，从而起到有病治病、无病防病的目的。

第七式　马步攒拳增气力

• 动作分解

马步攒拳（握拳）：重心右移，左脚向左开步，距离为脚掌的2.5～3倍（宽于肩）。双膝弯曲呈低马步，膝部外展，裆部撑圆，脚尖内扣，脚趾抓地。头正、身直、立腰、开胯。双手紧紧握成婴儿拳，拳眼朝上，双拳置于体侧（贴于腰间的章门穴）。目视前方（图85）。

缓冲拳、紧盯拳（怒目）：左拳缓缓向前推（冲）出，与肩同高，拳眼朝上，肘关节微曲，冲拳时保持颈部和头部不动，拧转脊柱。前冲时，想象用力推开阻挡之重物。随着拳缓缓推出，拳越握越紧，眼睛越睁越大，紧盯（怒目）左拳，同时脚趾抓地（图86）。

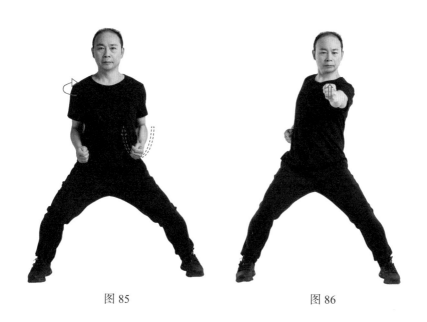

图85　　　　　　　　　　　　图86

转腰变掌（内）：向右稍转腰，左拳松开变换为掌（由刚变柔），掌心朝内（图87）。

转腰变掌（外）：向右转腰，内旋左臂，肘关节伸直，掌指朝前、掌心朝外，目视左掌（图88）。

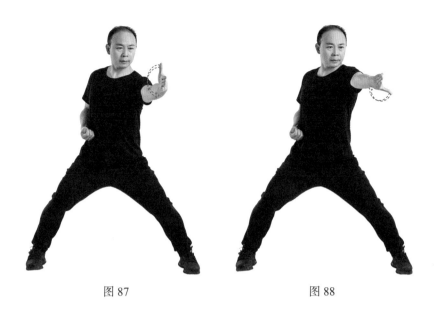

图 87　　　　　　　　　　　　　图 88

转腕旋掌：左掌依次向下、向右、向上、向左、向下随腕旋转一周，掌心朝前，指尖朝下（图 89）。

变拳握固 1：拇指指尖抵住无名指的指根（根部）（图 90）。

变拳握固 2：缓缓回收其余四指，拇指在内，四指在外用力抱住

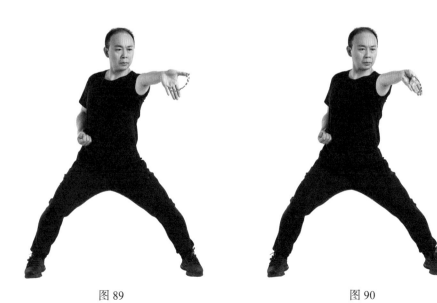

图 89　　　　　　　　　　　　　图 90

拇指，握婴儿拳，拳心朝上，眼盯左拳，脚趾抓地（图 91）。

左拳回腰：缓缓屈肘，想象用力拉回一个沉甸甸的物品，左拳收于腰间，拳眼朝上。脚趾放松，眼睛放松，平视前方（图 92）。

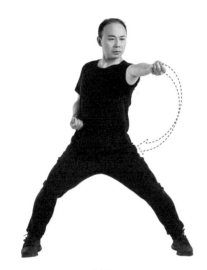
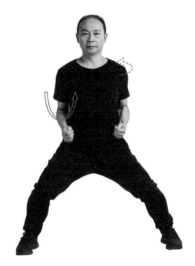

图 91　　　　　　　　　　　　　　图 92

右式动作：与左式动作相同，唯方向相反（图 93 ～ 图 96）。一左一右为 1 组，可做 3 组。

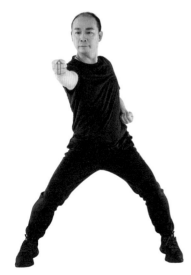
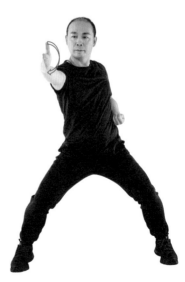

图 93　　　　　　　　　　　　　　图 94

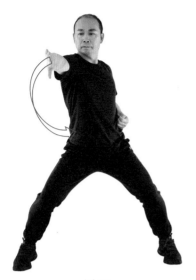
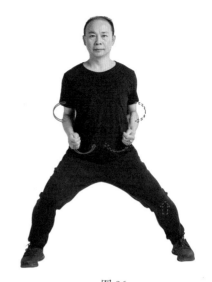

图 95　　　　　　　　　　　　图 96

腹前抱球：做完最后一式后起身，身体重心右移，收左脚，两脚同肩宽，两膝关节略弯，呈高马步。同时两拳变掌，两臂内旋的同时向身体两侧运动，至手臂与身体夹角为 45° 时，两掌外旋合抱于腹前，五指相对，距离约 10cm，掌心向内，与脐同高，呈抱球式。目视前方，松静自然（图 97）。

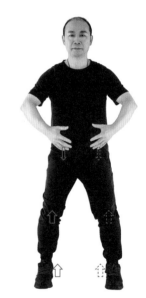

图 97

• 动作功效

刚柔相济："攒"，有汇聚的意思，攒拳就是把全身力量汇聚在拳头上，马步攒拳、紧紧握成婴儿拳属刚，转腰变掌（由拳变掌）转为柔，变拳握固又变换为刚，如此刚柔相济，可以极大提升柔筋、养精的作用，达成充足气血、筋柔体健之目的。

疏通经络：大腿内侧有足少阴肾经、足太阴脾经和足厥阴肝经，即足三阴经。大腿前方有足阳明胃经、外侧有足少阳胆经、后侧有足太阳膀胱经，即足三阳经。通过马步下蹲，可以使足三阴经和足三阳经得到强力拉伸，极有利于经络健康，可有效提升人体正气，改善免疫力。

强力提升下肢肌力：马步可充分锻炼腰部肌群、大腿肌群、小腿肌群，尤其可强力提升腰大肌、腰小肌、髂肌、股四头肌、腓肠肌、比目鱼肌等的肌肉力量。强有力的腰部肌群可有效保护脊柱，常练马步，可防治与腰部、脊柱相关疾患。人体约50%的肌肉在下肢，下肢的肌肉与人体能量代谢、免疫功能关系密切。强有力的下肢肌群，可以让人步履矫健，不易跌倒。马步在增强肌肉力量的同时，成骨细胞的活性也会增加，可有效防治骨质疏松。因此，马步有强筋壮骨、增强气力、增加耐力、改善免疫力的功效。

改善下肢血液循环：马步还能强力促进下肢静脉血液回流，可有效防治下肢静脉曲张。

有效维护脊柱健康：冲拳时，保持颈部和头部不动，有利于提高脊柱的灵活性，有效改善脊柱的血液循环、提升脊柱相关肌肉的力量。

解郁健身：肝开窍于目，怒目有疏肝理气、排郁解闷的功效。肝主筋，筋生力。因此，常练该式既可强身健体，又能愉悦心情。

灵活腕关节：握拳、变掌、旋掌、握固，能改善腕关节的血液循环，增加腕关节的灵活性，对"鼠标手"有独特的防治作用。

保健小课堂

握固

大拇指在里，其余四指在外抱住大拇指，大拇指指尖抵在无名指的根部，大拇指的第一指节抵在中指的根部，名曰"握固"。握固之法，就像关上房门一样，可以让人静心安魂。肝藏魂，抵住无名指指根和中指指根，就是"拘魂门"。肺藏魄，拇指是肺经的终点，握住拇指，就是"制魄户"。握固，可以让人魂魄合一，祥和安康。

无名指的根部是"肝魂关窍"之所在，即无名指的根部是肝经经过之处，抵在无名指的根部，可以养肝、护肝，增加肝血流量、增强肝脏代谢及解毒功能。中医理论认为"肝肾同源"，所以握固不仅有利于肝，也有利于肾。握固可以固守精气神，长期坚持握固，可以安定神魂、固护精气、辟邪防疾。

随着年龄的增长，肝脏的代谢功能会逐渐减退。如果加强锻炼，则可以有力减缓减退速度。许多场景可以练习握固，如开会、坐车、走路、休闲时。经常练习握固，对肝脏具有独特的保健作用。

婴儿拳

以握固方式握成的拳，也叫婴儿拳。

足厥阴肝经

起于足大趾爪甲后丛毛处，下至外侧端（大敦穴），向上行于足背第一、二跖骨间，至内踝前1寸处（中封穴），上行小腿内侧中线（会三阴交），在内踝尖上8寸处交出足太阴脾经之后，上行过膝内侧（曲泉穴），沿大腿内侧中线进入阴毛中，绕阴器，至少腹，进入腹腔，挟胃两旁，属肝，络胆。向上穿过膈肌，分布于胁肋部，沿喉咙后边，向上进入鼻咽部，上行连接目系，出于额，上行与督脉会于头顶部。

直行者 从阴器至髂前方，沿腹外侧达第11肋前（章门穴），再上行至胸部，乳头直下第6肋间（期门穴），散于胁肋。

分支1 从目系分出，下行颊里，环绕口唇之内。

分支2 从肝分出，穿过膈肌，向上注入肺，交于手太阴肺经。

基本功能

疏泄：按摩、刺激、畅通足厥阴肝经，可疏肝理气、调理脾胃、调节情绪，可防治脾气暴躁、失眠多梦、情绪低落、神经衰弱、郁郁寡欢、抑郁症等。

藏血："久视伤肝"，肝开窍于目，用眼过度会耗损肝血。肝的藏血功能受到影响，可能导致如下健康问题。

1. 眼部血供不足，可能出现眼睛发红、双目干涩、视物模糊、眼睛疲劳等。

2. 头部血供不足，可能出现头晕、头痛、记忆力减退等。

3. 心肺血供不足，可能出现胸闷、气短等。

4. 腰部、腹部血供不足，可能出现腰痛、腹痛等。

5. 四肢关节血供不足，可能出现四肢发冷、关节疼痛等。

6. 女性肝血耗损，可出现月经不调、不孕、痛经、乳腺增生等。

章门穴

章门穴属足厥阴肝经的腧穴，脾之募穴。位于腋前线，第一浮肋前端，屈肘合腋肘尖正对处。章门穴是肝经之气进出身体的门户，有疏肝利胆、健脾和胃、理气散结的功效。双拳置于腰间章门穴，可固肝经之气。

第八式　提踵颠足百病消

• 动作分解

起踵旋臂：接抱球式，脚后跟缓缓提起，双臂内旋的同时向斜前下方运动至腹股沟上方（图98）。

拍打气冲：脚后跟着地的同时，双掌拍打、震荡气冲穴（图99）。

起踵拍打为一组，共做36组。

腹前抱球：最后一组起踵拍打后，膝关节稍屈，呈高马步，同时将拍打至腹股沟的双掌向身体两侧运动，至双臂与身体夹角为45°时，双臂外旋，双臂撑圆，双掌合抱于腹前呈抱球状，掌心朝向下腹丹田。掌指相对，相距约10cm。目视前方（图100）。

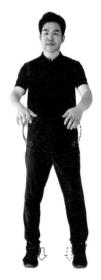
图98

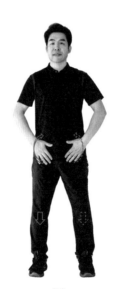
图99

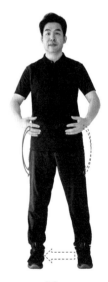
图100

无极站桩：收回左脚，并步站立。同时双臂内旋并向身体两侧运动，至双臂与身体成45°夹角，掌心向后。双臂外旋，收于身体两侧。沉肩垂肘，掌贴体侧，眼视前方。静立约9秒钟（图101）。

吸气起踵：脚趾抓地，脚跟提起，深深吸气，提肛收腹，尽量拔高身体，目视前方，略停顿（图 102）。

呼气颠足：缓缓呼气，脚后跟徐缓下落，轻触地面，震荡身体，全身放松，目视前方（图 103）。

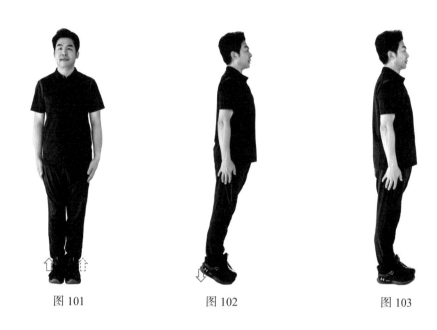

图 101　　　　　　　　图 102　　　　　　　　图 103

本式起踵颠足为一组，共做 7 组。

• 动作功效

拍打气冲穴：气冲穴具有行气止痛、通经活络的功效。拍打、震荡、按摩此穴，可治疗痛经、月经不调、不孕、遗精、阳痿、腹痛、腰痛等。能促进下肢血液循环，有效改善现代人因久坐、久站而引发的各种不适，如腰背疼痛、静脉曲张、下肢胀痛、坐骨神经痛等。

抱球式、拍打震荡气冲穴，可有效缓解马步攒拳时下肢肌肉的高张状态，放松肌肉，为起踵颠足、收势奠定基础。

起踵：起踵直立，可拔伸脊柱、提升小腿后群肌肉的力量、增强人体的平衡能力。吸气时，意念以涌泉穴吸取大地之灵气，循督脉向上运行至头顶百会穴，意念以百会穴吸取天地之灵气。天地之灵气汇于百会穴后，在颠足呼气时，循任脉下行汇入丹田。在前七式的基础上，本式起踵颠足更可畅通任督二脉，让真气在任督二脉中自然地前降后升，进而畅通全身经脉，达到祛除百病、无病强身的目的。

颠足：脚后跟触地，可震荡脊柱、按摩五脏六腑，更可缓解全身肌肉、关节、韧带的紧张状态。加之起踵使任督二脉通达，起踵颠足可加快全身气血循环，使真气散布周身，达到通经活络、祛病延年的功效。

提升大脑和生殖功能：前脚趾是大脑的反射区，后脚跟是卵巢、睾丸等生殖器官的反射区，故起踵颠足有助于提升大脑和生殖系统功能。

🐰 保健小课堂

气冲穴

在腹股沟稍上方，从耻骨联合上缘中点水平旁开2横指（拇指），按压有酸胀感处，即为本穴（可触及动脉搏动），左右各一。气冲穴具有行气止痛、通经活络的功效。

涌泉穴

是足少阴肾经的第一穴。

定位　卷足，足前部凹陷处。

主治　晕厥、中暑、小儿惊风等急症，为急救穴之一；鼻出血、咽喉肿痛；高血压、失眠；头痛、头晕、神经衰弱；遗尿、尿潴留等。

百会穴

督脉是阳脉之海，百会穴为督脉上的穴位，被誉为"长命百岁保健穴"，具有升阳固脱、开慧增智、益寿延年之功效。

定位　在人体的头顶部，两耳尖连线与头正中线交会处。

主治　诸多神志病，如头痛、头晕、眩晕、卒中、失语、失眠、健忘、痴呆、癔症、癫痫等。

收势

• 动作分解

内旋双臂：并步站立，掌贴体侧（图104）。双臂内旋，两掌向身体两侧展开约45°，掌心向后，双掌掌指斜朝下。目视前方（图105）。

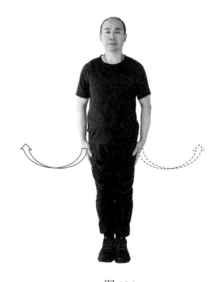

图104

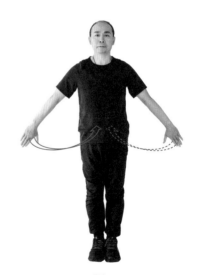

图105

腹前叠掌：双臂外旋，双手掌向斜前方划弧、前拢合抱至丹田水平时，屈双肘、双掌相叠轻贴于小腹部（女性右手掌贴腹，男性左手掌贴腹）丹田处。目视前下方，静立片刻。全身放松，呼吸自然，舌贴上腭，意守丹田。想象自己在和煦的阳光下，如沐春风（图106）。

掌贴体侧：并步直立，双臂自然向身体两侧垂落，双臂稍内旋、双掌轻贴于大腿外侧。目视前方（图107）。

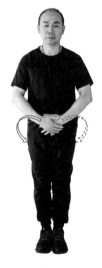
图106

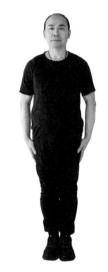
图107

• 动作功效

收势可气沉丹田、引气归元，使周身放松、心情愉悦，巩固练功效果，逐渐恢复到练功前的静息状态。

保健小课堂

什么是玉液

即津液、唾液，传统医学赞誉津液为"金津玉液"，是口腔内三对唾液腺（腮腺、颌下腺和舌下腺）分泌的液体。津液有湿润、清洁口腔，杀菌等作用，但这只是其诸多功能的一小部分。舌贴上腭可生津液，而"舌"与"水"合为"活"字，即"舌上有水（津液）方为活"，说明津液在维持人体生命活动中的重要性，所以津液又被称为"神水"。

现代医学认为，津液中含有多种酶类和抗体，人体的代谢、细胞修复、再生均需要酶的参与。抗体参与人体的免疫调节，良好的免疫力是机体抵御各种疾病的根本屏障。

《黄帝内经》有云："津是延年药"。然而，人进入中年，特别是年老体弱者，唾液腺逐渐萎缩，津液分泌会明显减少。常练本套功法可有效按摩唾液腺，减缓腺体萎缩，使津液分泌增多。

玉液的产生

舌（尖轻）贴上腭，可使任督二脉相交通，有助于畅通全身经络，更易产生"玉液"。玉液的产生，是习练内家功法有了良好效果的具体表现。但不宜刻意追求玉液的产生，宜平心静气、顺乎自然，功到自然成。

玉液归田

练功过程中，建议分三次吞咽口腔内产生的"玉液"，意念归入丹田，名曰"玉液归田"，有灌溉五脏、滋养周身、强身健体之功效。

第五章

呼吸冥想练习

虽然几乎人人都听过"冥想",印象中好像就是一个人在盘膝打坐,但是对于"冥想"到底是什么意思,大家可能知之甚少。

冥想,源于古老的东方文明,从 18 世纪开始在西方盛行,是一种有益于身心健康的技术;世界卫生组织对于健康的定义是"健康是一种身体上的、精神上的完满状态,以及良好的适应力,而不仅仅是没有疾病和衰弱的状态。"这意味着健康不仅是身体没有疾病,还包括心理和精神上的健康,以及良好的社会适应能力,这恰巧也是冥想可以提供的练习成果。所以,冥想也被认为是一种人人都可掌握的生活艺术。

在医学界,"冥想"又被称为"正念",如此命名是为了去除"冥想"给大家带来的对宗教的联想和抵触,更便于大众理解和接受。可以说,冥想是心灵训练的一部分,更是整合了身体、心灵和精神健康的生活方式。目前已经广泛应用于各行各业的人群中。近一个世纪以来,冥想已经在全世界很多国家掀起了热潮,参加冥想的人越来越多。20 世纪 80 年代初,美国食品与药品管理局正式批准冥想疗法,美国国立卫生研究院 2018 年的一项调查表明,从 2012 年到 2017 年,美国成年人为健康运用冥想的比率增长了 2 倍以上,达到了 14.2%。

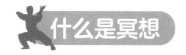

什么是冥想

冥想是一项独特的技巧，能帮助我们释放压力，改善焦虑情绪，使大脑得到休息，调适身心状态。"冥想"（meditation）一词的英文词根与"医疗"（medical）和"医药治疗"（medicate）等词的英文词根接近，词根包含注意、关注某物的意思。同时，在字典里"冥想"意为思考、思维、反省等，它表明人类对"认知"的渴望。

冥想涵盖了不同的文化，根据其意图和目标不同，有着不同的效果，但核心却大同小异。综合来看，冥想能促进人类达到心与身的和谐、安定和觉醒的状态。

尽可能全面了解自己和周围环境可以说是人类的基本需求，我们对自己和周遭现实的了解越客观，就越能获得自由和放松，因为由此产生的超然态度能使我们更加包容，不带偏见，并获得平静，从而能更全面地看待问题，避免无谓消耗"心理和生理的能量"。当我们对现实感知变得更加敏锐时，便可以获得更多内在空间去面对问题、解决问题，避免成为情绪波动或情绪过激反应的受害者。

印度古代圣哲帕坦伽利所著典籍《瑜伽经》的第一章第二诗节写道："瑜伽就是约束心的波动"，意为"如果你能约束、掌控你的心灵、情绪不起涟漪，就可以达成瑜伽，即'合一'"。在冥想中，首先关注、觉察的不是他人或外部世界，而是自己本身，是相较日常关注更深入的个体内在的层面，是日常生活中难以觉察的维度。在这个维度，我们可以超越日常繁忙的思考、评判、幻想或是剧烈的情感体验以及记忆，来到放松、平静、清醒甚至是喜悦的状态。

对繁忙的现代人来说，冥想是压力的"克星"，是心灵的"阿司匹林"。冥想时，人的大脑处于清醒、觉察的状态，大脑不被琐碎的念头以及周围发生的事情干扰，内心平静。习练者的意识并未处于沉睡或幻想状态，而是清醒、放松，专注于内。

冥想练习的重要目标是让我们嘈杂混乱的内心安静下来，觉察心中偏离现实的各种偏见、评判和纷乱，并意识到自己不需要被那些不利于自己的念头所控制，从而获得真正的身心自由、平和与喜乐。在这个基础上，我们才能改善自己和家人、朋友、同事的关系。冥想远不是坐下来闭上眼睛，而是能心安在此刻，活在当下。这一点才是冥想的根本，因为我们既无法改变过去，也无法去到未来，只有在当下，改变才能发生。

冥想的目的

冥想的重要目的是帮助我们开启智慧、认识内在的真我。外在的身份、地位、金钱、容貌等一直在变，而"我"一直还是"我"，从来都在，本自具足。在专注内在时，我们屏蔽外在的喧闹，便有机会认识到这一点，那我们就能不依附于外物而拥有内心的饱满与丰盈，从而达成与外在世界的和谐共处，获得真正的喜乐与满足。

伟大的诗人莫拉维・贾拉鲁丁・鲁米曾说："宇宙中的一切都在你体内，向内探寻，你将获得一切的答案。"我们从出生开始就在被教导向外探寻，不断学习各种技能，很少有人教我们向内觉察。人生中我们扮演着多重角色，肩负着不同的职责。繁杂的事务与快速变化的外在环境时常让我们丢失身心的平衡与安宁，时常出现情绪波动的倾向。压力、竞争和冲突等让我们陷入紧张、焦虑、恐惧之中，离我们所追求的快乐越来越远。我们就像那个弄丢了钥匙的孩子，匆忙地四处寻找开启幸福大门的钥匙，却忘了其实每个人本来就具备拥有幸福快乐的能力，而冥想就是那把开启喜乐与满足的钥匙。

冥想的分类

冥想的分类有很多种，如根据技术、结构和流派分类。本部分选用斯瓦米·萨特亚南达·萨拉斯瓦蒂导师提到的两种冥想，即动态与静态冥想。它们简单、易懂，便于大家在生活中去体验和实践。

· **动态冥想**　是将意识收回到当下的行动中，可以应用在日常生活的各种行动中，如穿衣、吃饭、走路、开车、说话，都可以练习动态冥想。由于忙碌，吃饭的时候，我们往往并未注意食物的味道，也没有留意食物是如何通过口腔进入食管的；行走的时候，我们会同时干很多事，如边走边讨论工作、接听电话。每一天，我们的身体和大脑都在飞速运转，但工作或许并未如我们期望的一样高质、高效地完成。

动态冥想很简单：走路时，觉察是骨盆先带动大腿，还是脚踝先带动小腿、大腿，仔细观察脚底与地面接触的感觉，当有人在背后喊自己的名字，转身时是头先转动，还是骨盆或腰椎先转动，去觉察动作过程中人体骨骼在力学传导过程中的细微动作和感觉；说话时，觉察呼吸的频率、长度以及呼吸的品质等。这是一件有趣而且对大脑以及神经系统非常有益的事。摩西·费登奎斯博士曾说："身体和大脑本身是一样的，当我们把注意力扩展到我们全部的存在时（不仅限于身体，还有外在环境等），就会产生不同，从而带来改变。"广泛的注意力会带来不同，它不是注意力本身带来的改变，而是在这个过程中我们对内在和外在感知过程中在我们的大脑中形成的新的组织带来的改变。动态冥想能够培养专注力，同时也能改善大脑意识散乱的惯性运行模式。

循序渐进地练习静态冥想会自然地帮助习练者进入动态冥想状态，反之亦然，习练者在静态冥想中越深入，他在世俗事务中就越能持续处于冥想状态（即动态冥想），在处理世俗事务时的表现也越稳健而强大。习练者在动态冥想中越自如，便越不容易受到外在环境和事物的干扰，能够随时保持宁静而松弛的状态。

● 静态冥想 指在一个静止体式中（冥想姿势），在非动态状态下完成的冥想练习。静态冥想的目的更多在于让意识平静并专注于一点，不被外界干扰，从而获得内的在宁静、平和，充分感受不同阶段的冥想体验。相对于动态冥想，静态冥想更加集中内守与内在的觉察，即维系身体安静的情况下，对于感受的觉察、对于思维念头的觉察，以及对于意识的觉察。常用方法与技术包括呼吸冥想、唱诵冥想、曼陀罗冥想、烛光冥想与内观冥想等。

静态冥想和动态冥想是相辅相成的，循序渐进地进行静态冥想能有效帮助习练者在生命活动中具备活力、动力和创造力。

冥想的阶段

根据习练程度，冥想可以大致分为五个阶段。

● 第一
阶段 　将意识专注于某一个具象的对象上，可以是呼吸、声音、一幅画等，可帮助习练者将分散的意识聚拢。在这个阶段常会出现各种杂念，如担忧未完成的事就是一种常见的杂念。在这个阶段，尝试将意识专注于某一个具象的对象上，可以帮助习练者去除或者突破杂念的干扰。第一阶段有两个重点：首先是放松，放松是冥想的根基、核心；其次是接纳，即认同，不对抗，不带评判地观察出现的念头，只做一个"观察者"，即持续感受所发生的，不去参与或给予反应。

- **第二阶段**　　　　顺利完成第一阶段后，我们会自然地来到平静的状态。在第二阶段我们会体验到轻松感、舒缓感。

- **第三阶段**　　　　经过第二阶段，我们会感受更为精微的体验。意识深处的记忆、想象、心理障碍等会自由呈现，到达"觉知"的状态。在这个阶段，可能觉察到一些无法逃避的、必须面对的深层次心理问题，如情绪问题。通过对情绪的正确理解和持续习练，这些问题的答案将会慢慢浮现。

🐂 保健小课堂

情绪的走向很大程度源于我们看待事物的态度。我们看待事物的态度会自动反映出情绪，而情绪的正向或负向会影响我们的动机，不同的动机又会带来不同的决定，不同的决定会引发不同的行动，如表达方式。这些行动会形成我们在社会中的习惯，或者说行为模式。行动会直接影响结果。

我们往往认为，自己的某些痛苦与悲伤是某种行为或处境导致的，而不会意识到这与我们看待事物的态度有关。我们对情绪的觉察相对粗糙，而对情绪的调适更加不易。通过冥想练习，可以让我们逐渐认识到要做自己心灵的主人，找回内在的国王。就如把情绪的"遥控器"拿在自己手中，快乐、悲伤、愤怒……均由自己决定。

- **第四阶段**　　　　到了这个阶段，我们什么都不做，只是等待冥想状态的自然发生。我们会进入一种超然、静谧的状态，开始与身边的万事万物产生联系，心境更加广阔，充满慈悲。此时，能真正给我们造成干扰的人和事会逐渐变少。

- 第五
  阶段

通过持续练习，我们将超越世俗世界中的"小我"，体会顿悟、智慧与喜乐（图108）。

冥想的作用

- 保健作用　冥想方法独特、精细且准确，它从简单的注意力训练开始，可以让我们对身体、呼吸、意识进行全方位的自我觉察和了解。随着时间的推移，习练者的愉悦感会增加，思维会变得更加清晰。在初始阶段，冥想具有理疗作用，能够放松紧张的肌肉和神经，释放精神压力，改善睡眠，培养安宁的情绪，降低我们对于压力的应激反应，改善免疫力，使身心更具活力。

- 治疗作用　从英国国家临床规范研究所同意使用冥想（医学界称为"正念"）后，冥想被用来治疗各种与压力相关的疾病，因其对身心带来的积极影响，现作为各种心身疾病的替代疗法，包括长期焦虑、抑郁、愤怒、依赖、强迫行为、失眠、肌肉紧张、性功能障碍、经前期综合征等。

多项研究表明，冥想可缓解胃食管反流病的相关症状，缓解肠易激综合征等非传染性胃肠疾病的症状，减轻患有非传染性疾病和生活方式相关疾病患者的疾病负担，如糖尿病、心血管疾病、高血压和多囊卵巢综合征。冥想中包含的呼吸练习等，可以通过改善免疫力、抗氧化能力、激素水平及大脑功能来辅助治疗疾病，提升整体健康水平。

- 冥想对于神经与大脑的作用机制

1929年，德国精神科医师汉斯·柏格首次发表脑电波图，其中提及人脑主要有五种不同的脑波：α波、β波、γ波、δ波和θ波。它们与我们的行为、思考、感知密切相关。科学家们利用现代科技手段进一步深入理解了冥想状态下的神经机制。冥想时大脑对信息的处理显然不如平时活跃。一个从未尝试过冥想的人，初次冥想20分钟，大脑中的β波会持续减弱，而β波强度间接代表大脑的信息处理量。

美国神经学家查尔斯·尼尔森研究发现，随着年龄的增长，一般人大脑可塑性水平逐渐下降，而想要建立和巩固新的神经元连接，要付出的生理上的努力逐渐增加。规律进行冥想练习对于大脑的重塑产生了积极影响。动态冥想可以非常显著地改善一个人对于自己的真实认知，也就是著名的"大脑小人图"的自我意向的完整化。静态冥想则对于大脑的不同皮质产生了积极影响。

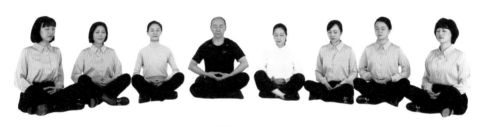

图 108

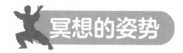

高位坐姿

准备一张有靠背的椅子，椅子高度以坐下时脚掌舒适踩地为宜。双脚打开，与肩同宽，脊背竖直（图109）。

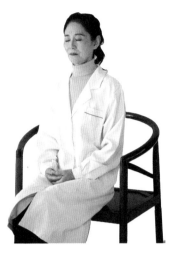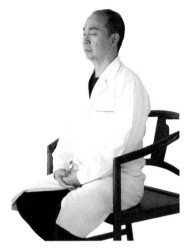

图 109

提示：存在膝关节不适的人群宜选择高位坐姿进行练习。

简易盘腿坐姿

双腿屈膝交叉简易盘坐，臀部下方可垫折叠的毛毯或坐垫，骨盆高度高于膝盖。双手掌心朝上或朝下，放在膝盖上方，或将双手掌心重叠置于双腿之间（图 110）。

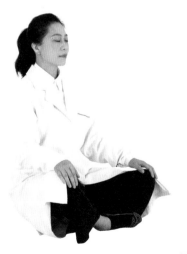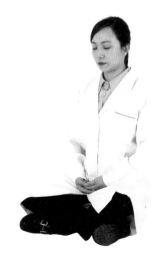

图 110

提示：存在腰背不适的人群如选择简易盘腿坐姿，可以背部倚靠墙面。

金刚坐姿

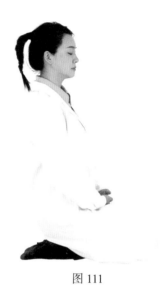

屈膝跪坐，大脚趾相靠，脚跟向两侧打开，臀部坐于脚跟上。双手掌心重叠于大腿上方，或双手自然垂放于双大腿上方（图111）。

提示：初学者及膝盖压力过大的人群，建议将臀部置于双小腿中间，并在臀部下方垫7～10cm厚的坐垫或折叠毛毯。采用金刚坐姿可以提升消化功能，改善大腿前侧的紧绷感。

图111

摊尸式

仰卧平躺，双手置于身体两侧，掌心向上。双腿分开与肩同宽，脚踝放松，双脚自然打开，自然呼吸，身体放松。

提示：梵文"Sava"意为尸体，这一体位以模仿尸体身心一动不动而得名。在这个姿势里，我们学着去练习放弃对身体和呼吸那些惯常的干涉和控制，只是作为一个旁观者去觉察。这是一个放松的体位，也是最高阶体位。研究表明，高血压患者、紧张焦虑者宜选择摊尸式练习冥想。

站立位

双脚打开与肩同宽或略比肩宽，双脚平稳地站立于地板上。膝盖微屈，气沉丹田，挺胸展肩，下颌微收，双手自然置于身体两侧，或双掌交叠于下腹部前侧（图112）。

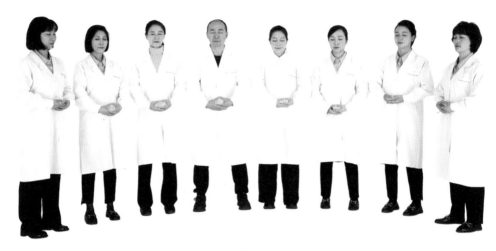

图112

呼吸训练方法

人体，尤其是呼吸系统、心脏、大脑和自主神经系统，要依靠呼吸的调节才能正常运作，这些生理过程的不和谐会阻碍冥想练习。繁忙的现代人可选择一种简单的呼吸法来配合日常的冥想练习，以促进冥想的深入和进步。

关于呼吸，只要能适应当下环境对身体的需要，并没有强迫性或固化的习惯，具有适应性、灵活性，那么这种呼吸方式就是好的。强迫性呼吸会导致神经系统、大脑组织、肌肉组织等持续处于紧张状态。健康的身体在不同情况下会有不同的呼吸方式，如游泳时的呼吸方式与跑步时的呼吸方式不同；倒立时的呼吸方式与仰卧时的呼吸方式不同；散步时的呼吸方式与提重物时的呼吸方式也不同。

在不同情况下，人体的整个呼吸机制——肋骨、胸骨、锁骨、肩胛骨、胃、膈肌和胸部的肌肉等，都必须组织起来，这样才能在最佳呼吸条件下做动作，这意味着我们的呼吸不会干扰心脏的运动，两者之间形成一种有节奏的关系。心脏扩张时，胸部不会与之相抵触。经验告诉我们，无论胸部上提还是下沉，都可以呼吸；无论小腹内收还是外扩，也都可以呼吸。我们会发现，每个人的呼吸方式都有不同，这与其行为习惯、生活方式、思维、饮食等密切关联。不同的身体姿势和呼吸、情绪彼此间也会互相影响。

瑜伽中的呼吸练习称为"帕拉纳雅玛"，意为气息的延展。呼吸练习对健康有许多有益的影响，能够集中注意力、平衡自主神经系统、释放压力，缓解紧张、焦虑、恐惧等情绪，培养积极正向的态度，可以说呼吸练习是一种简单、经济、有效的改善健康的方法。

身体 – 呼吸 – 大脑（情绪）形成一个三角形，它们彼此关联、互相影响，三者中最容易掌控的不是大脑，也不是身体，而是呼吸。

呼吸练习包括基础的呼吸意识培养，这可以很好地促进呼吸功能提升，进而建立良好、适宜的呼吸模式。现代人已经很少主动采用腹式呼吸、完全式呼吸等有效的呼吸模式。大量的胸式呼吸与耸肩式呼吸将导致肩颈僵硬、疼痛，影响睡眠质量。

在尝试进行呼吸练习时，首先要学习的是不带强迫地、温和地感知与觉察呼吸，并激活主要的呼吸肌——横膈，以更有效地支持我们在不同场景做适合身体需要的呼吸。呼吸的觉知练习有稳定情绪及放松身体的效果。自然且深长的呼吸方式能增加氧供，缓解焦虑、压力，改善消化系统功能，是让人体达到深层放松的优质方法。

以下将简要介绍几种简单易学的呼吸练习方法。如果在冥想练习之前进行，可以有效帮助希望缓解压力、焦虑等问题的习练者提高冥想练习的深入程度及本体敏感度。当然，如果时间有限，呼吸练习也可与冥想练习分开，在两个不同时间进行。不管怎样，呼吸练习都将帮助我们在生理及心理层面获得不同程度的改善。

呼吸感知训练

在传统瑜伽教导中，完全式呼吸中胸腔、腹腔有各自不同的支点，而特殊的支点有特定的治疗效果。躯干支点位于水平面盆腔一圈、腹部一圈、胸腔一圈，都可以随着呼吸做扩张和收缩运动。因动作不同，则扩张、收缩不同的躯干支点；吸气注满，呼气清空的区域也不同。所以在运动中，通常会引导练习者："你在呼吸时可以把气息的压力带到某处。"然而，气息只能到达肺部，到不了骶尾、腹股沟等部位。我们是在利用压力（腹腔是膨胀压，胸腔是负压）让12个支点产生扩张和收缩的动作，即通过胸廓扩张，促进横膈膜的运动，从而使腹腔、盆腔及内脏组织的力学发生改变。通过压力变化，引发感受，再影响到意识层面。动作步骤如下。

1. 仰卧位，温和地闭上双眼，自然轻柔地呼吸，觉察自己的呼吸。感知呼吸是否平稳、有规律，无须刻意干扰或改变呼吸，只是觉察。感知呼吸进入身体时会触碰哪些部位。根据自己的整体状况，可重复练习5~8次呼吸。

2. 将左手放置在对侧肩膀靠近腋窝处，感知对侧锁骨区域是否有呼吸带动的身体运动。感知到后不作评判，继续保持自然平静的呼吸，感知肩部区域的运动强度是否有变化。可重复练习5~8次呼吸。

3. 双手置于胸廓两侧，感知这两处支点是否有呼吸运动。鼻吸鼻呼，体验吸气时胸廓的扩张，呼气时胸廓自然的回弹收缩。可重复练习5~8次呼吸。

4. 双手轻放于腹部，中指于肚脐处交集相触。鼻吸时有意识地感知空气到达下腹骨盆区域。感知气流温和地带动双手自然分开与合并。不主动移动手臂，感知呼吸自然地使双手间距增大与变短的过程。体验身体被动地在吸气时产生的扩张运动；呼气时腹壁回弹收缩的运动。可重复练习 5~8 次呼吸。

注意事项：呼吸感知训练的重点在于放松身心，自然呼吸。任何时候均不刻意屏息，不刻意改变呼吸的长度及频率。初学者需要带入手对身体的触碰，通过触觉输入，更易感知身体的呼吸运动。每次练习 3~5 分钟，每日可以多次练习，也可根据本体感受延长每次练习时间。

等长呼吸训练

初学者可于仰卧位将小腿放于凳子上，大腿和小腿呈 90°（这样的体位非常适合初学者，可以促进胸腔、腹腔对合，降低腹部肌肉张力），闭上双眼，进行几组自然呼吸，让自己放松下来。数息的方式：吸气时和呼气时在心中默念 1、2……从 2 秒开始逐渐增加时长，如果 2 秒的呼吸不会导致不适感，则可再增加 1 秒，直到找到适合自己的呼吸时长。如果增加 1 秒时间后有不适感，请减少 1 秒时间，可重复多次练习。

功效：等长呼吸训练可以帮助习练者找到平稳、舒适的呼吸节律，为培养良好的呼吸模式打下基础。

注意事项：在等长呼吸训练过程中如果感到任何不适，均应退回到自然呼吸中，不刻意憋气，找到适合自己的舒适的节奏。

腹式呼吸训练

习练者采用仰卧位或坐姿，双肩放松，双手置于身体两侧，掌心向上，或双手置于腹部上方。温和地闭上双眼，鼻腔缓慢吸气，胸腔保持不动，在气息充盈肺部的同时，腹部被动向外扩张；呼气，腹部随呼气自然回弹，可重复多次练习。

功效：腹式呼吸训练通过增加膈肌活动范围，提高肺的伸缩性，增加肺通气量，从而有效改善心肺、腹部器官功能，可以调节血压，有助于淋巴排毒，有效改善女性盆底功能，缓解腰痛，有放松身心的功效。

注意事项：习练者呼吸均匀、缓慢，不憋气。始终采用鼻呼吸，身体保持放松状态。初始练习时建议采用同等比例呼吸，如 3 ：3 或 4 ：4，熟练后可逐渐让呼气时间长于吸气时间，如 3 ：5、3 ：6 或 4 ：8。针对刚接触呼吸练习的人，建议先从腹式呼吸训练开始，熟练后再进行完全式呼吸训练。

完全式呼吸训练

习练者采用仰卧位或盘腿坐姿，保持自然、温和的呼吸，以及对呼吸的感知。温和而不强迫地闭上双眼，并感知空气通过身体各部位的感觉。习练者一手放在胸前，一手轻放于下腹部。

吸气时，感受让空气逐渐进入肺的底部，渐至中部、顶部，直到充满整个肺部，使整个胸廓扩张。腹腔也被动如气球注入空气一样 360° 充盈扩张。这时双手均可感知到胸腔、腹腔的张力（切记：应轻柔、温和呼吸，不使用肌肉主动外推的力，如用力去鼓肚子）。呼气时，先呼出肺顶部的空气，然后是中部，最后是底部。腹腔也随着呼气像泄气的气球一般收缩，直到气体排出。重复 5 ~ 8 次后自然呼吸并放松，每次练习 3 ~ 5 分钟。

功效：完全式呼吸也被称为胸腹联合式呼吸，可增加胸廓的灵活度，增加摄氧量，使肺部组织更强壮，从而增强对感冒、支气管炎、哮喘和其他呼吸道疾病的抵抗力。通过肋骨向外、向上 360° 扩展，帮助背部伸展，缓解肩背酸痛，减少紧张、焦虑情绪，释放压力，重建良好的呼吸模式，有效促进盆腹力学协调。

注意事项：不要过度用力呼吸，始终以温和、放松的方式进行练习。初学者宜从仰卧位开始练习。

黄金丝带呼吸训练

习练者可采用冥想姿势中的高位坐姿或简易盘腿坐姿。保持自然而轻柔的呼吸，温和地闭上双眼。嘴唇轻柔缩拢，用嘴轻轻呼气，牙齿和舌头放松，缓慢将气息呼尽。嘴唇闭合，用鼻子温和、自然地吸气。嘴唇缩拢，吐气。想象吐出的气息像金黄色的美丽丝带，呈螺旋状向外，由大逐渐变小，缓慢呼出。重复 8 ~ 10 次，然后转为自然呼吸。在情绪紧张、烦躁不安时，习练者可在任何姿态下随时练习，每次 3 ~ 5 分钟。

功效：黄金丝带呼吸训练是一种非常柔和、简单的呼吸训练方法。通过轻柔的呼吸方式，加强对呼吸的感知与控制，有效延长呼气的长度，具有缓解紧张、焦虑情绪，改善睡眠等功效。

注意事项：经过有规律的练习，呼气会自然而然变得比吸气更长。注意呼吸方式应为鼻吸、嘴呼，初学者切记不能憋气或过分用力。

蜂鸣式呼吸训练

习练者可采用任意坐姿，闭上眼睛，自然呼吸，放松全身，感知身体内部，觉知整个身体随呼吸在自然地进行扩张和收缩运动。保持嘴唇闭合，用鼻子呼吸。吸气，通过鼻腔感受气息向上流动，去向颅腔内部；呼气，发出蜜蜂一般的"嗡……嗡……"声。习练者将感受头部声波振动的舒适感，从而获得大脑的放松与安宁。重复练习，跟随这个声音，如果可能的话向上穿到头顶以外的区域。如果习练者可以觉察到气息流动的通道，去觉察能够跟随这个声音走到哪一个高度、离开头顶到达哪一个位置。同时，习练者会感受到内在被清空。这个声音如一次向外呼气，通过同样的方式去感受下一次吸气，感受吸气带来的内在空间的注入感。空气的进出通道是竖直的，当感受到这个通道，并感受到这个通道通畅后，才能让吸气在这个通道发声，否则只能享受呼气的过程。习练者在不断排空内在的同时，外界的干扰还在从水平方向不断进入，所以要让吸气这个输入过程也发生在纵向，而不是继续保持在水平方向。当吸气和呼气都发生在纵向，被称为"蜂鸣式昆巴卡"。个体如感觉舒适，则可增加练习频率，通常每组 8 ~ 10 次，可重复练习 3 组。

功效：通过声音的振动可放松大脑，有镇静安神、改善失眠，缓解抑郁、焦虑的功效。练习蜂鸣式呼吸时，肋间肌和膈肌有节奏地收缩与放松，呼吸频率会变慢，呼吸会自然延长，有助于提升肺活量，改善肺功能。蜂鸣式呼吸训练可以作为冥想前的准备练习。

注意事项：在蜂鸣式呼吸训练中，如果没有做到良好的呼气，就不能产生吸气带来的注入感。所以呼气清空气体尤为重要，但要避免过度用力。持续一段时间后，可尝试以双手示指轻柔塞住双耳道进行练习（图 113）。

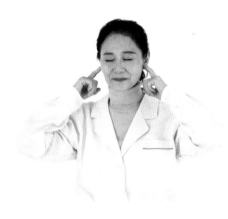

图 113

骶骨式呼吸训练

习练者可跪立于地面，双膝打开，向前屈髋，额头着地，臀部可以坐在脚跟上方，也可选择俯靠于大抱枕或健身大球上，这样可以有效释放脊柱压力。

用鼻腔吸气，体验胸腔、腹腔依次 360° 扩张，特别是背侧骶骨区域、前侧腹股沟区域随吸气的变化。之后顺着气道慢慢呼出空气，感受盆底被动收缩，腹壁自然回弹。重复练习，将呼吸带到骶骨区域，吸气和呼气时感知骶骨区域的扩张和收缩运动。

功效：松解骶骨区域的僵硬状态，有效缓解现代人因久坐、缺乏运动导致的腰痛，消除疼痛带来的紧张、焦虑情绪。

注意事项：呼吸过程中不可憋气，在熟练掌握呼吸感知练习及腹式呼吸后再进行骶骨式呼吸训练，重点是将呼吸带到骨盆区域。

呼吸训练的注意事项

在呼吸训练过程中，习练者要注意身体放松。练习时肌肉会不自觉地产生紧张感，常表现在肩胛区域。每次当自己感觉吸气不够深入，就容易过度用力，常会耸肩，肩膀区域协助呼吸的肌群进行代偿，导致头晕及肩颈不适等状态。练习时，在呼气与吸气的末端不要有任何紧张与压力感，让每次吸气到呼气的转变尽可能平缓、舒适，感觉轻松自然又不过分。

吸气与呼气的速度太快，切换时就可能产生令人不舒服的头晕、胸闷、恶心等感觉。注意呼气与吸气的时间比例。建议初学者先进行呼吸感知训练，以避免过度换气。习练者应根据自己的身体状况找到舒适的呼吸节奏与频率。

此外，初学者在刚刚进行呼吸训练时会感到不自然，这属于正常现象。随着练习的逐步深入，正确而有规律的呼吸会自然而然形成，这会有效促进冥想练习的深入与进步，让习练者收获诸多益处，助益一生健康。

冥想练习的方法

曼陀罗"So-Ham"冥想练习

曼陀罗"So-Ham"是一种常用的冥想练习方法，如果不能与呼吸较好配合，不但起不到良好的呼吸效果，甚至会产生某种破坏肺部活动的后果，进而损害心脏、大脑。

习练者抛开杂念，舒适、稳定地坐着或仰卧平躺。让呼吸安定下来，变得缓慢、平稳、均匀，整个身体放松。用心倾听来自身体内在的声音，吸气时听到柔和的吸气音，呼气时听到柔和的呼气音。习练者只需要静静地坐着或者平躺，保持平静。专注倾听随着呼吸出现的"So-Ham"声，每次练习 5 ~ 10 分钟。

功效：有效培养专注力，简单易学，任何场景、任何体位均可练习，非常适合忙碌的现代人。

注意事项：习练者可根据个人情况适当增加练习频次，熟练掌握后可延长练习时间。在练习过程中注意不要刻意憋气。身体疲惫者可选择仰卧位练习，以让自己深度放松为宜。仰卧时要注意保暖，避免着凉。

温馨提示：冥想中，若大脑无法安静，不必介怀，先允许意识发散，不带评判地观察头脑中升起的念头，然后再轻柔地将意识重新带回到对"So-Ham"声的感知之上。在练习过程中，应避免自我评判以及对练习的期待与疑虑，这些倾向容易消耗习练者的专注力。当念头出现时，只做一个"旁观者"，观察念头的升起和离开，不纠缠，也不强化。随着冥想练习的深入，稳定和静谧的感受会自然而然加深。

闭眼放松的冥想练习

习练者可采用舒适的坐姿或仰卧平躺。自然温和地闭上双眼，视线向下。抛开杂念，把意识带到对呼吸的观察中，自然缓慢地呼吸5~8次或更久，直到大脑和身体逐渐安静、放松下来。

开始时习练者会感到眼部不自觉地眨动，频率有快有慢，这是正常的。随后，习练者会发现眼部眨动频率改变，间隔时间越来越长，眼皮越来越重。

持续感受眼睛内部自然而然的放松感，这种放松感会蔓延到面部。习练者什么也不用做，仅简单等待和感受这种放松感逐渐蔓延到整个头部，到肩膀，到手臂，到躯干，最后到下肢的过程。

习练者由内而外地去感受身体，不需要去刻意期待发生什么，所有身体的感受都是自然发生的。

初期每次练习3~5分钟，随着练习频次的增加，逐渐自主延长练习时长。一天中任何时间都可以练习，如晚上睡前、等车时、工间休息时。

功效：应用闭眼放松技巧可帮助习练者内收散乱的感官，使嘈杂混乱的内心安静下来，去除心中的杂念、干扰。同时也可帮助习练者深度放松，获得内心的安宁与和平。

注意事项：应具备耐心，不用大脑思考，仅用大脑感受。

帮助睡眠的身体扫描

习练者平躺在床上，尝试放下一天中琐碎的事务，以及未完成或担忧的事情，让自己回到当下。放弃理性的思考，只是简简单单地感知身体，把思绪转向内在的自己，感受自己呼吸的品质，以及吸气和呼气的长度，不刻意干扰呼吸。

接下来，感受身体如何与床面接触，与床面接触的地方是否舒适。这些舒适的地方应该分布在身体的不同部位，为了感知这些不同的部位，习练者的注意力会游走，会感知自己是一个整体。不带评判地感受，没有贴合床面的身体部位与床面的距离有多少，如腰部后侧、脖颈后方、膝盖窝后侧，以及脚踝后侧。这些部位给自己带来什么感受，感受这些远离床面的位置是不是平常肌肉张力相对较高，或偶尔会产生疼痛。

逐渐地，把注意力带到呼吸上，感知在气息以不间断的方式进出的过程中，什么时候身体后侧会靠向床面以及远离床面。在气息进入和离开的过程中，感受气息如何从腹部、腰部两侧来到胸腔，又如何来到头部。

整个人体像一个圆柱体，腿就像长长的圆柱体，骨盆像一个圆圆的球，有前后、左右，有深度。胸腔是另一个圆球，由骨盆、胸腔形成的躯干是一个长长的圆柱体。头是一个非常有趣的球，两只手臂也是长长的圆柱体。

去感受提到的这些不同部位的平面。当吸气时气息进入身体，这些圆柱体会温和地扩张；呼气时这些圆柱体会像泄气的气球轻柔地回弹。整个身体好似未上釉的陶罐，空气进入和离开来自每一寸皮肤，包括头部。重复感知这个过程 3~5 分钟。习练者会感受到整个身体越来越松弛、柔软，呼吸的品质在不知不觉中发生了改变，带来更多的安宁、轻盈感，一切的发生都是自然而然的。

功效：释放身体的紧绷感、改善睡眠、缓解疼痛，化解紧张、焦虑、恐惧、愤怒等情绪，促进身体与精神的整体放松。

注意事项：用轻松的方式去觉察、感受身体。切记要不带评判地去感受，接纳觉察到的一切。腰痛及膝盖不适的人群，可在膝盖下方垫一个 1 米左右，长度长于双膝舒适、自然分开时的长方形抱枕，可有效缓解腰部及膝关节的紧张感，有助于缓解腹部肌肉紧张，帮助改善呼吸功能及呼吸模式。

冥想练习的实践

医务版八段锦除了动作练习，还强调呼吸以及心境层面的练习。所谓"张弛有度，气定神闲"，对于初学者来说，每个人的身体各不相同，肺活量、呼吸频率、动作幅度等都存在个体差异，故建议初学阶段以自然呼吸为主。

前文提到，本书推荐的这套养身功法，锻炼的不仅是身体层面，还有情绪、精神层面。将简易的呼吸与冥想方法与八段锦结合，共同习练，互为补充，可缓解现代人易紧张、难放松的问题，也为那些在运动中习惯憋气，无法自然呼吸的人群提供了一种高效的呼吸练习方法。当习练者能运用柔和均匀、适宜的呼吸方式练习时，身体、情绪、精神也将更加安宁、稳定。经过一段时间规律练习后，呼吸和动作将配合自如，练习的功效也随之增加。

在呼吸冥想环节，应选择删减繁杂步骤、精简并优化的练习方法。练习时间应较短，在工作之余抽出 3 ~ 10 分钟练习即可获得放松大脑、释放压力、舒缓躯体紧张的良好效果。

下面以闭眼放松的冥想练习为例进行体验。

习练者选择适合自己的姿势，如仰卧平躺或简易盘腿坐姿。找到合适的姿势后，允许眼睛以最舒适的方式闭上，并将自己的视线降低，转向中间的斜下方，保持头部稳定，不要左右移动。闭上双眼后，感知眼睛区域，可能觉察到眼皮以 4 ~ 8 秒的频率自然眨动，允许这种眨动自然发生，观察、感受眨眼的过程，它会变得越来越自然。当下，什么都不做，只需要由内而外从感知呼吸开始感知身体。

均匀、缓慢地吸气和呼气，不刻意延长及加深呼吸，唯一要做的只是自然呼吸，允许呼吸自然放慢。吸气时，感知空气从嘴唇上方进入鼻腔，经过气管、肺部，使整个胸腔充盈、扩张，腹腔也随之被动向外扩张，像气球注入气体一样；呼气时，觉察到腹壁、胸腔自然回弹、收缩，缓慢地呼出空气。

重复地体验气体吸入和呼出的过程，并清晰地感知气息在吸入和呼出时可以触碰的身体部位，与这些部位建立联系，让意识随着呼吸去到自己所感知的身体部位。

持续以这样的方式呼吸，并保持对呼吸的感知，非常温和地进行所有练习。整个过程应是毫不费力的，避免过度用力。

实践指导：这种练习可以帮助习练者把意识从对外界的关注、感知转向对自我的觉察。当专注于眼睛区域和呼吸时，习练者将逐步减少思维散乱，这是培养专注力的开始。

过程中习练者应保持耐心，避免用大脑思考，只是去感受，简简单单地以放松状态去感受即可。

随着气息越来越安静，精神、情绪也会自然地安静下来。慢慢地，习练者会发现眼皮越来越重，感到眼睛内部有一种放松感，整个眼皮、眼眶、眼球……都在放松，习练者持续地感受这种放松，这时呼吸会非常自然、缓慢。

眼睛的视神经是脑神经之一，眼睛的放松会影响大脑的放松。人类的大脑、情绪和呼吸好比一个三角形，相互作用，相互关联。控制大脑的思考和控制身体的行动都不容易，当通过练习将呼吸调整至平稳、自然、缓慢状态，大脑中的杂念会逐渐减少，情绪会随着呼吸的改变而变得安静。

习练者应保持平静、专注，切勿过分用力，应该以非常放松的状态练习。感受呼吸，自然地呼吸，即不管呼吸发生了什么，不作任何改变。有时呼吸会受到干扰，那就感受被打乱的呼吸，什么都不需要去做，只需要感受它原本的样子，以这样的方式练习，呼吸会越来越自然，轻盈、放松的感受会越来越明显。

练习的过程也是日常生活习惯的显现，由于现代人生活、工作节奏较快，日常的紧张情绪，或对未完成事务的担忧，常会在冥想过程中显现，让习练者分心，进而干扰练习进度。杂念出现很常见，属于正常现象，所以这里的重要练习技巧就是"什么都不做"，只是成为一个"观察者"。不刻意拉长或放慢呼吸，不去控制它，习练者会因为对自身的觉察而逐渐放松下来，呼吸也会变得自然、和缓。

持续感受眼睛的放松感，随着下一次呼气，将眼部这种放松感蔓延到面部，感觉整个面部都非常放松、自然、舒适。慢慢地体会眼部这种深深的放松感从面部蔓延到整个头部，整个头部完全处于放松状态。随着一呼一吸，这种放松感传递到颈部和肩膀，肩膀自然下沉，并逐渐柔软下来，手臂、手掌，包括每一根手指也随之放松下来。

练习过程中由内而外地感受身体，身体的感受是自然发生的。有序、细致地觉察身体的每一个部位，可以增加放松的深度，改善放松的效果。

随着呼吸，继续将这种放松感蔓延到整个胸部和腹部，传递到后背。整个骨盆周围随着呼吸完全放松下来，而内脏器官也随着呼吸所产生的身体内在的扩张和收缩运动得到温和的按摩与放松。在这个过程中，如果头脑被干扰，或无法继续放松，身体出现些许不适感，都是正常的。接受它，看到自己分散的念头，只需要温和地把意识带回到眼睛周围放松的感觉上或者呼吸上即可。冥想中，一切都被允许、接纳。

慢慢地，继续去感受由最开始眼部区域传递的放松感，从上向下，经过骨盆持续蔓延到了双腿，整个大腿、膝盖都弥漫着这种放松感。接着，随着呼吸，小腿、脚踝放松，整个脚掌、脚趾都完全放松。这时，整个身体都沉浸在这种深深的放松感之中……

迷走神经在颈、胸、腹均发出多个分支，支配颈部、胸腔内器官及腹腔内大部分脏器，通过传导器官和脏器的感觉冲动和控制心肌、平滑肌和腺体活动来调节循环、呼吸、消化三个系统。呼吸练习带来身体内部胸腔、腹腔的运动，会温和地刺激迷走神经，并激活副交感神经，使习练者得到深度放松。

现在，可以拉回自己的意识，做一个决定：继续在冥想放松之中；或者，温和地退出冥想。眼睛柔和地看向正下方，再缓慢地抬起眼皮。这时，会发现视线似乎变得更加清澈、明亮，呼吸轻盈、自然，整个身心舒展、喜悦。

冥想练习的退出非常重要，切勿突然睁开眼睛，慌忙坐起变化体位。那样做可能导致头晕现象，扰乱冥想练习带给身心的平和与宁静。

安静呼吸后，心也会变得安静。应用闭眼放松技巧练习可帮助人们散乱的思绪、感官内收，使嘈杂混乱的内心安静下来，去除心中的杂念、干扰。同时也可帮助平衡自主神经，消除焦虑、紧张情绪，带来深度放松，使内心获得安宁与平和。

冥想练习在培养专注力、提升敏感度以及洞察力的同时，能够帮助平静头脑。当头脑放松时，血压也会下降，将提升整体健康水平，非常适合繁忙的现代人。

练习建议：初期每次练习 5～10 分钟，随着练习频次的增加，逐渐自主延长练习时长。一天中任何时间都可以练习，如早晚、睡前、等车的时候、工间休息时。冥想时可以不固定于或坐或卧的某一体式，可以和呼吸练习密切结合。

55档